中医药临床循证丛书（第二辑）

抑 郁 症

主编

李　艳（广东省中医院）

薛长利（Charlie Changli Xue，澳大利亚皇家墨尔本理工大学）

副主编

杨玲玲（广东省中医院）

Yuan Ming Di（澳大利亚皇家墨尔本理工大学）

编委

广东省中医院（以姓氏笔画为序）

卢传坚

郭新峰

温泽淮

澳大利亚皇家墨尔本理工大学

张　林（Anthony Lin Zhang）

Johannah Shergis

临床专家指导小组

宁玉萍（广州医科大学附属脑科医院）

吴伟康（中山大学）

Frank Thien（澳大利亚莫纳什大学）

人民卫生出版社

·北　京·

图书在版编目（CIP）数据

抑郁症 / 李艳，薛长利主编．-- 北京 ：人民卫生出版社，2025．1．--（中医药临床循证丛书）．-- ISBN 978-7-117-37105-6

Ⅰ．R277.794

中国国家版本馆 CIP 数据核字第 2024BE0022 号

人卫智网	www.ipmph.com	医学教育、学术、考试、健康，购书智慧智能综合服务平台
人卫官网	www.pmph.com	人卫官方资讯发布平台

中医药临床循证丛书

抑郁症

Zhongyiyao Linchuang Xunzheng Congshu

Yiyuzheng

主　　编：李　艳　薛长利

出版发行：人民卫生出版社（中继线 010-59780011）

地　　址：北京市朝阳区潘家园南里 19 号

邮　　编：100021

E - mail：pmph @ pmph.com

购书热线：010-59787592　010-59787584　010-65264830

印　　刷：北京汇林印务有限公司

经　　销：新华书店

开　　本：710 × 1000　1/16　　印张：11　　插页：4

字　　数：168 千字

版　　次：2025 年 1 月第 1 版

印　　次：2025 年 2 月第 1 次印刷

标准书号：ISBN 978-7-117-37105-6

定　　价：48.00 元

打击盗版举报电话：010-59787491　E-mail：WQ @ pmph.com

质量问题联系电话：010-59787234　E-mail：zhiliang @ pmph.com

数字融合服务电话：4001118166　E-mail：zengzhi @ pmph.com

《中医药临床循证丛书》编委会

方法学专家组

卞兆祥（香港浸会大学）

George Lewith（英国南安普顿大学）

刘建平（北京中医药大学）

Frank Thien（澳大利亚莫纳什大学）

王家良（四川大学）

免责声明

本专著致力于对古今最佳中医证据进行系统评价。我们将尽最大努力以确保本书数据的准确性和完整性。该书主要针对临床医生、研究人员和教育工作者。循证医学主要包括现有的最佳证据,医生的临床经验和判断以及病人的愿望这三方面。需要注意的是,本书提及的所有中医疗法并非被所有国家接受。同时,本书谈到的一些中药可能因为其存在毒性,或是濒危野生动植物种国际贸易公约严禁捕猎和采摘的动植物,现已不再使用,临床医生、研究者和教育工作者应遵循相关规定。患者参考本专著可向已获得中医执业资格证书的医生寻求更专业的意见和建议。

总主编简介

卢传坚教授,博士

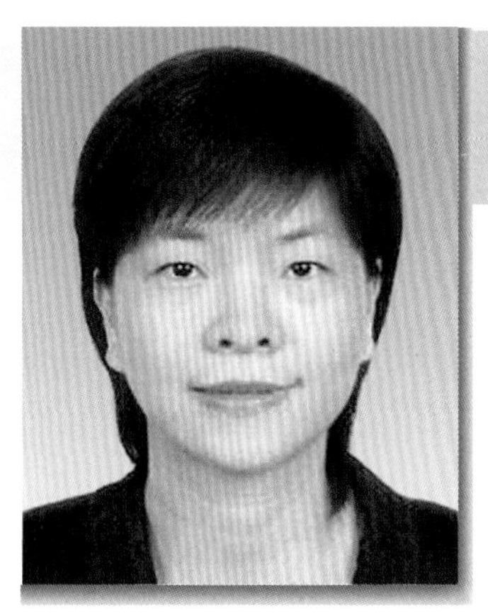

卢传坚,女,广东省潮州市人,医学博士,广州中医药大学教授、博士生导师,澳大利亚皇家墨尔本理工大学荣誉教授和博士生导师。首批全国老中医药专家学术经验继承人,广东省"千百十工程"国家级人才培养对象。现任广东省中医院、广东省中医药科学院、广州中医药大学第二临床医学院副院长。兼任中华中医药学会免疫学分会主任委员,世界中医药学会联合会中医药免疫专业委员会副会长,中国医药生物技术协会生物样本库分会中医药学组组长,广东省中医标准化技术委员会、广东省中医药学会中医药标准化专业委员会、广东省中西医结合学会中西医结合标准化专业委员会主任委员等职务。

主持并完成国家中医药行业重大专项、国家"十一五"科技支撑计划等国家级和省部级课题近 20 项。目前主持国家"十二五"科技支撑计划、国家自然科学基金、广东省自然科学基金团队项目等;主编出版《常见皮肤病性病现代治疗学》、《皮肤病治疗调养全书》、《中西医结合老年皮肤病学》、*The Clinical Practice of Chinese Medicine:Urticaria*、*The Clinical Practice of Chinese Medicine:Eczema & Atopic*、*The Clinical Practice of Chinese Medicine:Psoriasis & Cutaneous Pruritus*、*Evidence-based Clinical Chinese Medicine:Psoriasis vulgaris*、《当代名老中医养生宝鉴》、《慢性病养生指导》、《中医药标准化概论》等专著 16 部;以第一作者及通信作者发表相关学术论文 120 余篇,其中 SCI 收录 40 多篇;获得国家发明专利授权和软件著作权共 4 项,获省部级教学、科研成果奖共 11 项;曾荣获"全国优秀科技工作者""全国首届杰出女中医师""第二届全国百名杰出青年中医""中国女医师协会五洲女子科技奖临床医学科研创新奖""南粤巾帼创新十杰""广东省'三八'红旗手标兵"等称号。

总主编简介

薛长利教授，博士

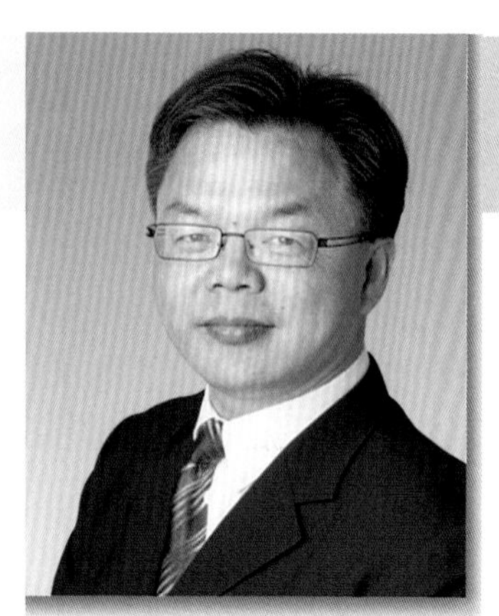

薛长利，澳大利亚籍华人，1987 年毕业于广州中医学院。2000 年于澳大利亚皇家墨尔本理工大学（RMIT）获得博士学位。作为学者、研究员、政策管理者及执业中医师，薛教授有将近 30 年的工作经验。薛教授在中医药循证医学教育、中医药发展、临床研究、管理体系、政策制定及为社区提供高质量的临床服务中，起到了十分重要的作用。薛教授是国际公认的中医药循证医学和中西医结合医学的专家。

2011 年，薛教授被澳大利亚卫生部任命为澳大利亚中医管理局首任局长（2014 年连任）。2007 年，薛教授开始担任位于日内瓦的世界卫生组织总部传统医学顾问委员会委员。此外，2010 年 8 月至今薛教授还被聘为广东省中医药科学院（广东省中医院）的名誉高级首席研究员。

薛教授现任澳大利亚皇家墨尔本理工大学教授，健康及生物医学院执行院长。他同时也是中澳国际中医药研究中心联合主任及世界卫生组织传统医学合作中心主任。1995 年至 2010 年，薛长利担任皇家墨尔本理工大学中医系主任，开设了 5 年制中医和健康科学双本科和 3 年制硕士学位课程。现在该中医系的中医教学及科研发展已经处于全球领先地位。

薛教授的科研经费已超过 2 300 万澳元。这包括 6 项澳大利亚国家健康与医学研究委员会项目（NHMRC）和 2 项澳大利亚研究理事会项目（ARC）。薛教授发表高质量的科研文章 200 多篇，并经常应邀到众多国内外会议做主题演讲。薛教授在辅助医学的教育、科研、管理和实践方面已接受超过 300 家媒体的采访。

致　谢

非常感谢 Jhodie Duncan、方泽南、赵春一、陈婧、赖云婕、陈钰冰等协助古籍和现代文献数据库检索、筛选和数据录入，感谢易书莹、黄幸强、龚婧参与校稿以及全体工作人员的努力。

#《中医药临床循证丛书》总　　序

中医药学是个伟大的宝库，也是打开中华文明宝库的钥匙。在现代医学日新月异发展的进程中，中医药学仍然充满活力，造福人类健康。根源于朴素唯物辩证论等中国古代哲学思想形成的中医药理论体系，本着“有诸内者，必形诸外”的原则，历经几千年诊疗实践的积累和总结，中医药学理论日臻完善，为中华民族几千年的繁衍生息做出了卓越贡献。在科学技术发展日新月异的当今，中医药国际化热潮方兴未艾，其疗效和价值正为世界越来越多的人所认识，中医药的国际化、现代化面临前所未有的机遇和挑战。

循证医学植根于现代临床流行病学，并借助近代信息科学的春风“一夜绿江南”。循证医学理念的提出已经在欧美等发达国家引起医学实践模式及观念的巨大变革：它使人们认识到，一些理论上应当有效，但实际上无效或弊大于利的治疗措施可能被长期、广泛地应用于临床，而一些似乎无效的治疗方法经大样本多中心随机对照试验（RCT）或 RCT 的系统评价后被证实为真正有效或利大于弊；这对医疗实践、卫生政策、健康普及宣教以及医学科研教育等产生了越来越大的影响。中医药理论体系的确立是立足于临床实践经验积累的基础上，中医药的临床与基础研究是基于临床疗效的基础上，这与当今循证医学理念有异曲同工之妙。循证医学强调基于最严谨的科学证据，将个人临床经验与客观研究结论相结合，指导医疗决策，开展临证实践，其理念的引入，是中医药学发展的新契机！我们相信，循证医学广泛应用于中医药临床实践与科学研究，会大力推动中医药走向世界。

循证医学核心的“三驾马车”还包括临床医生的经验和技能，以及对患者价值观和意愿的尊重；同时其证据系统不仅重视双盲 RCT，还包括观察性研究以及专家经验等多种类型的证据。临床医生进行循证诊疗时需要根据其可获得的“当前、最佳”证据进行整体把握，这对中医药学开展的现代临床研究尤其显得珍贵。中医药界对中医是否需要、如何进行循证医学研究有过激烈的争论。我们以为：循证医学对中医药是“危”亦是“机”，是中医药传承与发扬、现代化、国际化的必由之路；因为任何一门学科都需要与时俱进、不断扬弃才能自我更新、不断发展。古老的中医药学需要借助循证医学等现代研究方法学进行提高、助其去粗存精、去伪存真，我们也深信只有经过循证医学的洗礼，她才能获得凤凰涅槃式的重生与发展。

广东省中医院和澳大利亚皇家墨尔本理工大学合作，在中医药循证医学领域甘当排头兵，积极探索中医药整体证据的搜集、提炼、整理、评价方法，选择对人类健康影响重大且中医药治疗特色优势显著的29个病种（首批），经过研究编撰形成中医药临床循证系列丛书，对于推动中医药循证进程将发挥重要作用。

本套丛书有三大特色，一是科学运用了整体证据的方法。中医药因为其自身的特色和发展阶段，现阶段高质量临床试验为数尚少，当前指导中医师实践的大多数信息是由古代名医专著、编撰教科书、撰写学术杂志报告的专家组意见，故此类证据的系统梳理与评价很关键，本书的“整体证据”包括了此类证据，以及临床试验和实验研究的证据。这种“整体证据”的方法，综合各种类型和级别的证据，能够综合所有来源的可获得证据，权衡不同疗法的潜在风险与获益，以达到“最佳可获得的证据”，并将其提供给临床医生和医学教学人员，指引他们的诊疗行为，使全球患者获益。

丛书的另一显著特色是系统检索了古籍文献某病种的治疗措施，即古代治疗经验，并与现代的病种概念相印证，评价内容包括其使用历史、普及性及当前临床实践的相关性。这将为主要治疗措施的使用提供全面的文献材料，用于评价某种干预措施可能的长期安全性、治疗获益，并可为临床及实验研究提供方向。

丛书的第三个显著特色是同时提供中英文两种版本，故能使更多的患者、中医执业者、临床医生、研究者和教学人员获益。

虽然目前中医药高质量的临床研究证据尚为数不多，仅靠阅读、参考本套丛书仍然难以体现循证实践的全部内容，但我们坚信，将所有证据系统总结、严格评价、定时更新的方法是循证中医药学迈出的坚实步伐。本书的策划

者、总主编独具慧眼，希冀能借助循证医学之东风，助推中医药学完成系统整理、去芜存菁、传承更新之壮举。余深以为然，故乐为之序。

中国科学院院士
中国老年学学会名誉会长
中国中西医结合学会名誉会长

2016年6月

前　言

20 世纪后期,越来越多的国家开始接受和使用中医(包括针灸和中药)。同时,循证医学的发展和传播为中医的发展提供了机遇和挑战。

中医的发展机遇体现在循证医学的三个重要组成部分:现有的最佳证据,医生的临床经验和判断以及病人的愿望。以病人为本的思想反映了古今中医治病救人的本质。然而,中医的发展也存在不少挑战,尽管中医治病已有两千多年的悠久历史,但目前仍缺乏高质量的临床研究证据支持。

为了解决这一问题,我们需要从现有的临床证据中寻找高质量的临床证据,同时有效地利用这些证据评估中医治病的有效性和科学性,从而推动中医循证实践的发展。

随着中医循证实践的发展,我们需要一些专著,它们可以通过现有的最佳证据对中医治疗临床常见病进行系统和多维的评估,从而指导临床实践和教学。现代中医立足于古籍和古代名医专著以及国医大师的临床经验,同时在临床和实验研究中不断摸索、开拓与创新,从而验证和完善祖国医学的精粹宝库。

中医治病强调"整体观",我们通过对这些"整体证据"中的各类型证据进行综合分析和评估,为医生的临床决策提供可靠依据。

本书的"整体证据"包括两个重要组成部分。第一部分是现代教科书和临床指南专家共识制定的疾病诊断、鉴别和治疗意见,从宏观的角度认识和了解该病的现状。第二部分是古代证据的检索、整理、评价和推荐。我们根据该疾病的相关中医病名或症状体征在逾千本中医古籍中进行了检索,检索结果提供了古代该疾病的病因、病机和治疗等信息,并揭示了古代和现代对疾病认识和医疗实践之间的连续性和不连续性,可为未来的研究提供方向和依据。

本书的核心内容是对现代中医临床研究证据质量的评估。我们使用Cochrane 协作网制定的方法对现有的中医研究进行系统评价，例如对随机对照试验（RCT）的研究结果进行 Meta 分析。同时，通过对研究中出现的中药、方剂和针灸穴位及疗法进行统计分析，我们发现了中医疗法与现代临床之间的联系，例如哪些疗法在治疗某类疾病时与单用西药比较疗效较好。除随机对照试验外，我们还对非随机对照试验和无对照研究进行了统计分析，这在一定程度上扩大了中医研究证据集。同时，我们对使用频次最高中药的临床前实验研究进行了文献整理，以探讨其在疾病治疗中的作用机制。

这种“整体证据”的研究方式将古籍、临床研究、实验研究和临床实践巧妙地联系在一起，为读者提供了中药、针灸、太极拳等中医疗法的疗效和安全性证据。

本系列专著计划中英双语发行，这将为世界各地的临床医生、研究人员和教育工作者提供现有的最佳证据以指导他们的临床决策。希望专著的出版能为全世界中医循证实践的发展做出自己的贡献。

丛书总主编：卢传坚教授
中国，广东省中医院
薛长利（Charlie Changli Xue）教授
澳大利亚，皇家墨尔本理工大学
2017 年 11 月

如何使用本书

目的

该书主要针对临床医生、研究人员和教育工作者。本书通过系统和多维度的整理、评价现有中医治疗各类常见疾病的最佳证据，以指导高等医学教育和临床实践。

相关概念的“定义”

本书最后呈现的术语表归纳总结了本书中多次出现的术语和概念，如统计检验、方法学、评价工具和干预措施等。例如，中西医结合是指中医与西医联合治疗，而综合疗法是指两种或者两种以上的不同中医疗法（如中药、针灸或其他中医疗法）联合使用。

数据分析和结果的解释

我们使用了大量的统计分析方法合并现有的临床研究证据。在一般情况下，二分类数据的效应量以相对危险度（*RR*）和 95% 置信区间（*CI*）形式报告；连续型数据则以均数差（*MD*）和 95% *CI* 形式报告。* 表示有统计学意义。读者应该注意到统计学意义与临床意义不能对等。结果的解释应考虑到临床意义、研究质量（高风险、低风险或偏倚风险不明确）和研究的异质性。异质性检验的统计量 I^2 大于 50% 被认为各研究间存在较大异质性。

证据的使用

本书使用国际认可的证据质量评价与推荐体系 GRADE 来总结使用了合理对照（安慰剂及指南认可治疗）以及关键和重要结局（根据 GRADE 标准，

结局重要性评价在 4 分及以上）的临床研究证据的质量和推荐强度。由于中医临床实践的复杂性及各国家地区卫生法规、中医药接受程度的不同，本书仅给出了证据质量评价的汇总表，未包含推荐意见。请读者参照当地医疗环境合理解读和使用证据。

局限性

读者应该注意一些关于古代文献和临床证据的方法学局限性。

- 用于检索中华医典数据库的检索词可能尚不全面，这可能对结果有一定影响。
- 对古籍条文的理解可能不同。
- 古籍中的某些内容现代已不再适用。
- 古籍描述的一些症状可能在多种疾病中出现，虽然我们的临床专业人员对这些症状与研究疾病的相似性进行了分析，但可能存在主观判断偏差导致的偏倚。
- 绝大多数的中医药临床证据来自中国，其研究结果在其他国家和人群的适用性需要进一步评估。
- 多数研究纳入的受试者疾病严重程度、病程、疗程等疗效影响因素不同，我们尽可能地进行了亚组分析；当无法进行亚组分析时，读者应注意 Meta 分析结果的适用性。
- 多数纳入研究均存在偏倚风险等方法学局限性，读者应对基于极低至中等质量证据 GRADE 评价得出的结论进行谨慎解释。
- 本书对九个中、英文数据库和相关临床试验注册平台进行了全面检索，但仍然可能有少量文献未被检出，这可能对结果有一定影响。
- 方剂频次的分析仅基于方剂名，可能存在不同研究使用的方剂名称不同但其组成相同或相似。由于方剂的复杂性，方剂之间的相似性判断尚难以实现。因此第五章报道方剂使用频次可能被低估。
- 第六章对常用高频中药进行了描述，这为中药研究的进一步探索提供了线索。但该总结是基于发表文献所用方剂所含中药使用的频次，未考虑每个研究 / 方剂的疗效大小、实际临床使用频次和单味中药在方剂中发挥的作用。

目　录

第一章　抑郁症的现代医学认识概述

导语：抑郁症是一种心境障碍，其临床表现为心境低落，兴趣下降，继而影响到日常生活。目前，全球有数百万的抑郁症患者，抑郁症的影响也因为人口增长和老龄化问题而不断扩大。抑郁症可能表现为单次发作，间歇性发作或持久性发作。导致抑郁症的原因有许多，包括遗传、生活环境的改变、创伤性事件和激素水平的波动等。常用的治疗方法包括认知行为治疗和药物治疗。本章将介绍抑郁症的定义、风险因素、流行病学特征、发病机制、诊断和治疗。

一、疾病定义及临床表现

抑郁一词可以指抑郁心境、抑郁综合症状或临床表现，或特指心理疾病。单相抑郁障碍，又称为重性抑郁障碍、临床抑郁症等，简称为“抑郁症”。抑郁症，是全球最常见的心理疾患之一。其临床症状表现为抑郁心境、丧失兴趣或愉快感、体重变化、睡眠改变、精神运动性迟滞或激越、疲劳或精力不足、注意力不集中或思考决策的能力下降、无价值感、过度内疚感，或自杀意念和行为等，一次抑郁发作的诊断须满足以上症状中的 5 项或以上，症状最少持续 2 周，必须具备的症状包括抑郁心境或者丧失兴趣或愉快感；此心境障碍并非由于物质的使用或躯体疾病所致；不能用特定和非特定精神分裂症谱系或其他精神病性障碍来解释；且从未出现躁狂发作或轻躁狂发作。抑郁症的临床表现多种多样，可能单次发作也可能反复发作。对大多数人而言，抑郁症可能是一种伴随终身的疾病。

二、流行病学

抑郁症是全球范围内被报道最多的心理疾病。据世界卫生组织（WHO）报道，截至 2023 年 3 月 31 日，世界上大约有 2.8 亿抑郁症患者，其患病率与年龄、种族及收入无关，影响着来自不同地区和经济水平的人群。抑郁症的全球患病率为 4.7%，年患病率为 6.6%，终身患病率为 16.2%，抑郁症的女性患病率是男性的 2 倍。抑郁症患病人群覆盖各个年龄段，不局限于成人和老年人；许多患者第一次发病是在幼年和青春期。

2023 年，29% 的美国人一生中至少一次被诊断出患有抑郁症；加拿大成年人中抑郁症的患病率为 8%~12%；澳大利亚成年人中抑郁症的患病率为 5%~10%，约有 10% 的澳大利亚成年人在某一特定年份内会经历抑郁症；在中国，患抑郁症人数为 9 500 万人，约占总人口 6.8%。

三、疾病负担

伤残调整生命年（disability-adjusted life year，DALY）是指从发病到死亡所损失的全部健康寿命年，包括因早死所致的寿命损失年（years of life lost，YLL）和因疾病所致伤残引起的健康寿命损失年（years lived with disability，YLD）两部分。全球疾病负担研究显示，抑郁症约占总 DALY 的 2.5%。预计到 2030 年，抑郁症将成为全球第二大疾病负担源，超过往年排名靠前的疾病，例如围产期并发症和下呼吸道感染等。数据显示，1990—2010 年，由于人口增长和老龄化问题，抑郁症的疾病负担同比增长了 37.5%。在美国，抑郁症占总 DALY 的 3.7%，并被视为自杀的风险因素之一。在欧洲，抑郁症是第三大疾病负担，占总 DALY 的 3.8%。

全球 YLD 统计中，抑郁症是首要的疾病负担源之一，抑郁症占 8.2%。在美国，抑郁症占总 YLD 的 8.3%。1990—2010 年，抑郁症是 YLD 排名第二的疾病。

全球范围内，2010 年 15~64 岁年龄段的人群发生抑郁症致 YLD 的数量

最多，高达 6 040 万；其次是 0~14 岁年龄段，为 780 万；65 岁以上的为 610 万。两项多个国家参与的大型研究——世界卫生组织关于全球老龄化与成人健康研究（SAGE）和欧洲老龄化问题研究（ESA）表明，家庭生活、工作和社交活动是影响生活质量的最主要的因素。

WHO 报道，全球每年因抑郁症和焦虑症而损失 120 亿个工作日，每年生产力损失高达近 1 万亿美元。2010 年，年医疗费用和工作中造成的损失超过 2 000 亿美元。在欧洲，抑郁症导致的经济损失高达 1 363 亿欧元，其中包含生产力下降造成的损失（993 亿欧元）和医疗保健费用支出（370 亿欧元）。在中国，每年抑郁症造成的经济损失达 78 亿美元，其中包括工作损失、医疗费用、丧葬费等。

WHO 世界健康调查表明，与慢性疾病心绞痛、哮喘和糖尿病相比，抑郁症导致健康水平下降的幅度最大。与单纯抑郁症、单纯慢性疾病以及不合并抑郁症的慢性疾病相比，抑郁症共病情况会更严重地降低健康指数。

综上所述，抑郁症所致疾病负担较严重，包括社会功能受损、生活质量下降以及社会经济损失，且此疾病负担仍有持续上升的趋势。

四、风险因素

抑郁症的风险因素包括家族史、生物学因素和环境因素。抑郁症的遗传率约为 31%~42%。与未患抑郁症父母（第 2 代）生育的子女相比，患有抑郁症父母生育的子女（第 3 代）罹患抑郁症的风险增加了 2 倍；如果上两代人（第 1 代和第 2 代）均患有抑郁症，其直系后代罹患抑郁症的风险极高。60%~70% 的抑郁症患者由非遗传性因素所致，也说明了抑郁症具有易感因素。这些因素包括儿童期逆境或人际关系障碍，儿童期性虐待史及其他终身性创伤、社会支持度低、婚姻家庭问题及离异等。女性患抑郁症的概率是男性的两倍，而且女性更容易出现复发。尽管抑郁症可能在人生的任何阶段发作，但许多与抑郁症发作相关的因素具有特定的年龄或受年龄的限制。这些相关因素包括生物学特征如青春期、更年期、痴呆和慢性疾病，以及环境因素如童年期虐待、分娩和父母离异等。

五、发病机制

抑郁症根据症状和行为定义,如情绪低落、注意力不集中、失眠及疲劳等,而非通过明确的病理生理学机制来定义。目前,我们对抑郁症病因学和病理生理学的认识仍在发展中。

在抑郁症相关的神经生物学研究中,最常被探讨的是单胺类神经递质系统。单胺类系统广泛分布于大脑边缘、纹状体和前额叶皮层神经元回路。抑郁症患者的大脑影像研究和解剖研究表明,上述结构及其相互的联系与抑郁症的病理生理学相关。这些区域负责调控学习和记忆过程、执行功能、情感和奖励,并显示与抑郁和抗抑郁药物作用有关。鉴于抑郁症的异质性,不同个体的病理生理学因素可能与上述不同区域有关,同时抑郁症不同阶段的病理生理学也存在差异。

抑郁症相关大脑区域的研究源于抑郁症相关的一些症状,包括睡眠障碍、认知、饮食和精神运动性症状,以及与抑郁发作相关的功能损伤和失调。皮层额区和海马体可能与抑郁症的认知层面相关,如记忆障碍、无用感、绝望感、内疚感、死亡感和自杀倾向。纹状体(特别是腹侧纹状体或伏隔核)、杏仁核以及相关脑区对调节情绪刺激引起的厌恶反应和奖励反应有重要作用。这些区域可以调节抑郁症患者缺乏快感、焦虑和动力下降的情况。下丘脑也与抑郁症存在相关性,因为它可以调节人体的代谢和自主神经系统。抑郁症临床表现包括嗜睡或失眠、食欲增加或减少,缺乏精力以及丧失兴趣,这些抑郁症相关症状与下丘脑具有相关性。

对脑脊液化学、药理激发的神经内分泌反应,以及神经受体与转运体结合的研究结果表明,抑郁症患者存在许多神经递质和神经系统异常,包括5-羟色胺、去甲肾上腺素、多巴胺、谷氨酸、氨基丁酸、促肾上腺皮质激素释放激素、下丘脑 - 垂体 - 肾上腺轴等。

5-羟色胺能神经元、去甲肾上腺素能神经元和多巴胺能神经元通过神经回路建立联系。脑内三种主要的单胺类神经递质与抑郁症密切相关。去甲肾上腺素被认为与警觉、注意力、兴趣、精力和焦虑有关。5-羟色胺与焦虑、

偏执和强迫行为有关；多巴胺则与注意力、动机、愉快感、奖励机制以及对生活的兴趣相关。通过不同作用机制，使用抗抑郁药可以使单胺类神经递质（去甲肾上腺素、5-羟色胺和多巴胺）的浓度增加，促进神经传导，改善抑郁症症状。

激素也对抑郁症有所影响。促肾上腺皮质激素释放激素是大脑皮层区域受到心理应激时，由下丘脑释放出来的一种激素。这种激素诱导垂体分泌促肾上腺皮质激素，皮质醇通过肾上腺进入血浆。促肾上腺皮质激素释放激素会引起抑郁症中常见的生理和行为改变，包括食欲减退、睡眠节律紊乱、性欲下降和精神运动改变等。抑郁症患者的促肾上腺皮质激素释放激素分泌过多，提示促肾上腺皮质激素释放激素可能与抑郁症的周期性复发或持续具有相关性。

六、诊断

抑郁症的诊断以若干症状为依据，常用的诊断标准包括美国精神病学会《精神疾病诊断与统计手册》第5版（DSM-V）以及世界卫生组织《国际疾病分类》第10版（ICD-11）。目前，暂无具有较好敏感性与特异性的实验室检测指标可以作为抑郁症的诊断工具。通常诊断依据是单次抑郁发作的临床表现，症状必须是新发或近期出现的，或与发作前状态相比有明显恶化。根据DSM-V，抑郁症的诊断标准为：

A. 在2周内，出现5个或以上的下列症状，表现出与先前功能相比不同的变化，其中至少1项是心境抑郁或丧失兴趣或愉悦感。

注：不包括那些能够明确归因于其他躯体疾病的症状。

- 几乎每天大部分时间都心境抑郁，既可以是主观的报告（例如，感到悲伤、空虚、无望），也可以是他人的观察（例如，表现流泪）（注：儿童和青少年，可能表现为心境易激惹）。
- 几乎每天或每天的大部分时间，对于所有或几乎所有活动的兴趣或乐趣都明显减少（既可以是主观体验，也可以是观察所见）。
- 在未节食的情况下体重明显减轻，或体重增加（例如，一个月内体重变化超过原体重的 5%),或几乎每天食欲都减退或增加(注:儿童则可表现为未达到应增体重)。

- 几乎每天都失眠或睡眠过多。
- 几乎每天精神运动性激越或迟滞(由他人观察所见,而不仅仅是主观体验到的坐立不安或迟钝)。
- 几乎每天都疲劳或精力不足。
- 几乎每天都感到自己毫无价值,或过分地、不恰当地感到内疚(可以达到妄想的程度,并不仅仅是因为患病而自责或内疚)。
- 几乎每天都存在思考或注意力集中的能力减退或犹豫不决(既可以是主观的体验,也可以是他人的观察)。
- 反复出现死亡的想法(而不仅仅是恐惧死亡),反复出现没有特定计划的自杀观念,或有某种自杀企图,或有某种实施自杀的特定计划。

B. 这些症状引起有临床意义的痛苦,或导致社交、职业或其他重要功能方面的损害。

C. 这些症状不能归因于某种物质的生理效应,或其他躯体疾病。

注:1. 诊断标准 A~C 构成了重性抑郁发作。

2. 对于重大丧失(例如丧痛、经济破产、自然灾害的损失、严重的躯体疾病或伤残)的反应,可能包括诊断标准 A 所列出的症状,如强烈的悲伤,沉浸于丧失,失眠、食欲缺乏和体重减轻,这些症状可以类似抑郁发作。尽管此类症状对于丧失来说是可以理解的或反应恰当的,但除了对于重大丧失的正常反应之外,也应该仔细考虑是否还有重性抑郁发作的可能。这个决定必须要基于个人史和在丧失的背景下表达痛苦的文化常模来作出临床判断。

D. 这种重性抑郁发作的出现不能更好地用分裂情感性障碍、精神分裂症、精神分裂症样障碍、妄想障碍或其他特定的或未特定的精神分裂症谱系及其他精神病性障碍来解释。

E. 从无躁狂发作或轻度躁狂发作。

注:若所有躁狂样或轻躁狂样发作都是由物质滥用所致的,或归因于其他躯体疾病的生理效应,则此排除条款不适用。

缓解是指在过去的2个月,没有任何明显的该障碍的体征或症状存在(DSM-Ⅴ)。部分缓解是指存在上一次重性抑郁发作的症状,但目前不符合全部诊断标准;或在一次发作结束之后,有一段持续时间少于2个月且没有重性抑郁障碍发作的任何显著症状的情况。复发表示在维持期内再次出现抑郁症状,而该症状与上一次发作间隔必须至少达到连续的2个月,才可被视为新的、明显的抑郁发作。

根据症状和功能损害情况,抑郁症可被分为轻度、中度或重度。例如,轻度抑郁症包括令人痛苦的症状,但可以控制,这些症状导致轻度的社交或职业功能障碍。中度抑郁症表现为处于"轻度"与"重度"之间的症状和功能损害。重度抑郁症,包括严重的社会功能障碍、精神病症状、近期有自杀企图,或有具体的自杀计划或明确的自杀意图。症状数量明显超过确诊所需的症状数量,症状强度使患者极度痛苦、难以控制,且症状明显干扰社交和职业功能。

诊断抑郁症时,应特别注意与其他情况的鉴别。例如:持续性抑郁障碍(恶劣心境),此障碍由DSM-Ⅴ所定义的慢性重性抑郁障碍与恶劣心境障碍合并而来,至少在2年内的多数日子里,一天中的多数时间中出现抑郁心境;在2年的病程中,个体从未有2个月以上无症状。而重性抑郁障碍可以有缓解期和2个月以上的无症状期。

七、治疗和管理

鉴于抑郁症的特殊性,抑郁症患者可能会伤害自己,必须在治疗的所有阶段提供精神疾病管理。治疗前必须评估自杀风险,可根据美国精神病学会2010年出版的《抑郁障碍患者治疗实践指南》相关条目进行评估:

- 存在自杀或杀人意念、意图或计划
- 自杀史或尝试自杀史
- 获取自杀手段以及致命性自杀手段
- 有重度焦虑、惊恐发作、激越和/或易冲动
- 出现精神病性症状,如命令性幻觉

- 现实检验能力较差
- 存在饮酒或物质使用
- 家族史，或近期接触自杀行为
- 缺乏保护性因素

需注意的是，上述评估并不能预测企图自杀或自杀行为。如果患者表现出自杀意图或实施计划，则需要对其进行密切监测。如果风险较高，应当考虑精神专科诊治和/或住院治疗。此外，还必须照例确定抑郁症状的严重程度和持续时间。

抑郁症的临床治疗主要包括药物治疗和心理治疗（如：认知行为治疗），还可以采用物理治疗和补充替代疗法。此外，还应考虑生活方式管理。

（一）治疗阶段

抑郁症的治疗包括3个阶段：急性期（6~12周）、巩固期（4~9个月）和维持期（≥1年）。在对患者进行心理评估后，可停止治疗，同时继续监测症状（表1-1）。

表1-1　抑郁症的治疗阶段

治疗阶段	治疗前评估	治疗目标
急性期（6~12周）	自杀风险	促使缓解 使患者完全恢复至抑郁发作前的功能水平
巩固期（4~9个月）	监测复发迹象	降低复发的高风险 继续治疗
维持期（≥1年）	监测复发迹象	确定患者是否需要维持治疗
停止治疗	对于病情稳定的患者，可考虑停止治疗	
症状监测	系统评估	监测潜在的复发可能性 安排随访

1. 急性期治疗

急性期治疗的目标是达到症状缓解，完全恢复患者基线水平功能。治疗方案选择以抑郁症状的严重程度为依据，并可根据患者的治疗史和治疗喜好进行调整。影响治疗方案选择的因素包括社会心理压力、疾病症状、治疗费用

和既往治疗体验等。

对于被诊断为轻度抑郁症的患者，一线疗法包括心理教育、自我管理和心理治疗。某些情况下，患者有一定的治疗偏好、抗抑郁药既往治疗有效或非药物治疗方法无效时，可以考虑药物治疗。针对中度抑郁症推荐的一线疗法包括第二代抗抑郁药物、心理治疗以及联合使用两者。以下情况可优先考虑药物治疗：既往抗抑郁药治疗具有效果，存在明显的睡眠或食欲紊乱或情绪波动，患者具有治疗偏好，以及评估后需要维持治疗。重度抑郁症患者可选用抗抑郁药物和抗精神病药联合电休克治疗，或者同时采用抗抑郁药和心理治疗。

2. 巩固期治疗

患者在接受了急性期治疗并恢复到发作前的功能水平后，下一阶段目标旨在防止易受影响患者的抑郁症复发。大约 85% 的抑郁症患者在 15 年内会经历第二次抑郁发作。复发是指急性期或巩固期内再次出现抑郁症状，因此，该阶段的复发被视为同一次抑郁发作的一部分。巩固期建议按照急性期为达到病情缓解所用的剂量，继续予以 4~9 个月的抗抑郁药治疗。抑郁症的复发可以通过对抑郁症状、功能情况的识别和对生活质量进行系统的评估，以及可以借助患者家属的帮助进行识别。

3. 维持期治疗

这一阶段将确定患者是否需要维持治疗。复发代表患者在维持期内再次出现抑郁症状，该症状与上次发作之间必须有至少连续 2 个月的间隔，才可被视为一次新的、明确的抑郁发作。继第一次发作恢复后的复发风险至少为 50%。对于有过 3 次或 3 次以上抑郁发作的患者，或慢性、复发性的患者，应考虑维持治疗。维持期应当采取与急性期和巩固期内疗效相同的治疗方法，并且应定期对患者进行系统的监测评估。

4. 停药期治疗和监测

关于何时以及如何停止治疗，目前尚无任何指南或相关系统的研究。临床上，在停止治疗时应考虑以下因素：复发风险、既往发作频率和严重程度、缓解后残留的抑郁症状、是否存在共病，以及患者的治疗偏好。建议停止药物治疗时应循序渐进，并监测反复出现的症状，以避免出现恶心、头痛、寒战和身体疼痛等症状。停药期间和停药后都应密切监测患者的情况，确保症状稳定缓解。停止治疗的最初 2 个月，复发风险最高，此期间应重视随访。

（二）药物治疗

抗抑郁药的使用取决于抑郁症的持续时间和严重程度。它是中度和重度抑郁症患者的一线疗法，但并不推荐用于轻度抑郁发作，以及儿童或青少年。第一代抗抑郁药包括三环类抗抑郁药（TCAs）和单胺氧化酶抑制剂（MAOIs）；第二代抗抑郁药包括选择性 5- 羟色胺再摄取抑制剂（SSRIs）、5- 羟色胺去甲肾上腺素再摄取抑制剂（SNRIs）和安非他酮（表 1-2）。现在，第一代抗抑郁药已很少使用，大部分患者都在使用安全性和疗效最为理想的第二代抗抑郁药。

表 1-2 抑郁症药物治疗

药物分类（作用机制）	药物名称	常用剂量 /（$mg \cdot d^{-1}$）
选择性 5- 羟色胺再摄取抑制剂（选择性地抑制 5- 羟色胺的再摄取）	西酞普兰	20~60
	依他普仑	10~20
	氟西汀	20~60
	帕罗西汀	20~60
	帕罗西汀，缓释	25~75
	舍曲林	50~200
	氟西汀	20~60
三环类抗抑郁药（非选择性地抑制单胺类的再摄取，包括 5- 羟色胺、多巴胺和去甲肾上腺素）	阿米替林	100~300
	多塞平	100~300
	丙米嗪	100~300
	地昔帕明	100~300
	去甲替林	50~200
	曲米帕明	75~300
	普罗替林	20~60
	马普替林	100~225

续表

药物分类(作用机制)	药物名称	常用剂量 /(mg·d^{-1})
去甲肾上腺素 - 多巴胺再摄取抑制剂(抑制去甲肾上腺素和多巴胺的再摄取)	安非他酮	300~450
	安非他酮,控释	300~400
	安非他酮,缓释	300~450
5- 羟色胺调节剂(主要对抗 5-HT2 受体)	奈法唑酮	150~300
	曲唑酮	150~600
5- 羟色胺去甲肾上腺素再摄取抑制剂(抑制 5- 羟色胺和去甲肾上腺素的再摄取)	文拉法辛	75~375
	文拉法辛,缓释	75~375
	甲文拉法辛	50
	度洛西汀	60~120
去甲肾上腺素能和特异性 5- 羟色胺能调节剂(主要对抗 α-2 和 5-HT2C 受体)	米氮平	15~45
单胺氧化酶抑制剂[非选择性地抑制参与单胺类分解的酶(MAO-A 和 MAO-B),包括 5- 羟色胺、多巴胺和去甲肾上腺素 MAO-B 选择性抑制剂]	苯乙肼	45~90
	反苯环丙胺	30~60
	异卡波肼	30~60
	司来吉兰透皮贴剂	6~12
	吗氯贝胺	300~600
5- 羟色胺再摄取抑制剂和 5-HT1A 受体部分激动剂(强效、选择性地抑制 5- 羟色胺再摄取,可作为 5-HT1A 受体的部分激动剂)	维拉佐酮	20~40

注:抗抑郁药分类和剂量信息来自库普弗 2012 年前的研究和美国心理学会于 2010 年发布的 *Publication Manual of the American Psychological Association*(6th ed)。

不同类型的抗抑郁药的副作用不同:TCAs 和去甲肾上腺素再摄取抑制剂的副作用包括抗毒蕈碱副作用,例如头晕和出汗;SSRIs/SNRIs 有引起胃肠道症状和影响性功能的副作用;米氮平的副作用包括过度镇静和体重增加等。TCAs 和 MAOIs,与 SSRIs 和其他大部分新型抗抑郁药相比,毒性作用更大,过量使用可能导致死亡。MAOIs 只能用于对其他治疗无反应的患者。

（三）非药物治疗

抑郁症的非药物治疗包括心理治疗、行为治疗、物理治疗和补充替代治疗。

对于轻度至中度抑郁症，认知行为治疗和人际心理治疗可用以作为急性治疗阶段抗抑郁药的替代治疗方法。若心理治疗是复发性抑郁症的单一疗法，则推荐采用认知行为治疗。认知行为治疗包括面对面（个人或团体）治疗、在线治疗、认知和教育治疗等部分，旨在帮助患者养成健康的习惯和学习情绪处理的技巧，从而改善其抑郁相关症状，如睡眠紊乱等。对于重度抑郁症患者，由经验丰富的心理治疗师进行心理或行为治疗，常被视为抗抑郁治疗的补充疗法。

对于重度抑郁症患者，在紧急情况下（如不吃不喝、抑郁性木僵、极度痛苦），或当抑郁症伴有忧郁特征、精神病性特征和/或自杀倾向时，电休克被视为一线治疗方法。目前推荐优先考虑使用单侧电休克疗法，最大程度地减少对认知的不良影响。对于季节性抑郁症（秋/冬）的急性治疗，光疗法是一线治疗方法，同时辅以抗抑郁药有效防止复发。贯叶连翘（*Hypericum perforatum* L.）和 ω-3 脂肪酸可作为抑郁症治疗的补充治疗。

八、预防

自 20 世纪 90 年代起，人们开始意识到抑郁症防治的重要性。研究表明，与接受心理干预的人相比，采取抑郁症预防措施人群的抑郁症发病率下降 21%。因此，预防可有效延迟或防止抑郁发作，从而减轻疾病负担，减少经济损失。

抑郁症是一种复发率高的疾病，识别风险因素也可以有效地防止抑郁症复发。在初级治疗机构和精神疾病专科治疗机构，亚临床残留症状和既往发作次数是抑郁症复发的最重要预测因素；而人口统计学因素与抑郁症复发并无关联。抑郁症复发的最重要风险因素包括存在残留症状、既往发作次数、严重程度、持续时间和最近一次发作的抗抑郁治疗的程度。

九、预后

抑郁症是一种终身的复发性疾病。它可能发生在任何年龄，发作可能会与青春期或重大生活事件有关。抑郁症的病程是多变的，一些个体几乎无法获得缓解，而还有一些则可能在发病间隔期间只出现极少症状或无症状，并维持该状态数年之久。研究显示，首次发病的抑郁症患者在缓解后，复发的概率为 50%；而第 2 次发病后获得缓解的患者，也有 70% 的可能再次复发；3 次以上发作者，复发率近 80%。而采取复发预防策略可有效防止抑郁症的复发。

参考文献

1. American Psychiatric Association. Diagnostic and statistical manual of mental disorders [M]. 5th ed. Arlington, VA: American Psychiatric Association, 2013.
2. SHAHROKH N C, HALES R E, PHILLIPS K A, et al. The language of mental health: A glossary of psychiatric terms [M]. Washington, D. C. : American Psychiatric Publishing, Inc. , 2011.
3. WHO. The global burden of disease: 2004 update Part 3: Disease incidence, prevalence and disability [R]. Geneva, Switzerland: WHO, 2004.
4. BELMAKR R H, AGAM G. Major depressive disorder [J]. N Engl J Med, 2008, 358 (1): 55-68.
5. FAVA M, KENDLER K S. Major depressive disorder [J]. Neuron, 2000, 28 (2): 335-341.
6. MUELLER T I, LEON A C, KELLER M B, et al. Recurrence after recovery from major depressive disorder during 15 years of observational follow-up [J]. Am J Psychiatry, 1999, 156 (7): 1000-1006.
7. KESSLER R C, AKISKAL H S, AMES M, et al. Prevalence and effects of mood disorders on work performance in a nationally representative sample of U. S. workers [J]. Am J Psychiatry, 2006, 163 (9): 1561-1568.
8. KESSLER R C, AKISKAL H S, AMES M, et al. The global burden of mental disorders: An update from the WHO World Mental Health (WMH)Surveys [J]. Epidemiol Psichiatr Soc, 2009, 18 (1): 23-33.
9. ALONSO J, PETUKHOVA M, VILAGUT G, et al. Days out of role due to common physical and mental conditions: results from the WHO World Mental Health surveys [J]. Mol Psychiatry, 2011, 16 (12): 1234-1246.
10. FERRARI A J, CHARLSON F J, NORMAN R E, et al. Burden of depressive disorders by country, sex, age, and year: findings from the global burden of disease study 2010 [J]. PLoS Med, 2013, 10 (11): e1001547.

11. FERRARI A J, SOMERVILLE A J, BAXTER A J, et al. Global variation in the prevalence and incidence of major depressive disorder: a systematic review of the epidemiological literature [J]. Psychol Med, 2013, 43 (3): 471-481.
12. KUPFER D J, FRANK E, PHILLIPS M L. Major depressive disorder: new clinical, neurobiological, and treatment perspectives [J]. The Lancet, 2012, 379 (9820): 1045-1055.
13. PATTEN S B, WILLIAMS J V, LAVORATO D H, et al. Descriptive epidemiology of major depressive disorder in Canada in 2012 [J]. Can J Psychiatry, 2015, 60 (1): 23-30.
14. MATHERS C D, LONCAR D. Projections of global mortality and burden of disease from 2002 to 2030 [J]. PLoS Med, 2006, 3 (11): e442.
15. MURRAY C J, LOPEZ A D. Evidence-based health policy—lessons from the Global Burden of Disease Study [J]. Science, 1996, 274 (5288): 740-743.
16. KAMENOV K, CABALLERO F F, MIRET M, et al. Which are the most burdensome functioning areas in depression? a cross-national study [J]. Front Psychol, 2016, 31 (7): 1342.
17. GREENBERG P E, FOURNIER A A, SISITSKY T, et al. The economic burden of adults with major depressive disorder in the United States (2005 and 2010) [J]. J Clin Psychiatry, 2015, 76 (2): 155-162.
18. ANDLIN-SOBOCKI P, JONSSON B, WITTCHEN H U, et al. Cost of disorders of the brain in Europe [J]. Eur J Neurol, 2005, 12 (Suppl 1): 1-27.
19. MOUSSAVI S, CHATTERJI S, VERDES E, et al. Depression, chronic diseases, and decrements in health: results from the World Health Surveys [J]. The Lancet, 2007, 370 (9590): 851-858.
20. SULLIVAN P F, NEALE M C, KENDLER K S. Genetic epidemiology of major depression: review and meta-analysis [J]. Am J Psychiatry, 2000, 157 (10): 1552-1562.
21. WEISSMAN M M, BERRY O O, WARNER V, et al. A 30-year study of 3 generations at high risk and low risk for depression [J]. JAMA Psychiatry, 2016, 73 (9): 970-977.
22. HASLER G. Pathophysiology of depression: do we have any solid evidence of interest to clinicians? [J]. World Psychiatry, 2010, 9 (3): 155-161.
23. KENDLER K S, SHETH K, GARDNER, C O, et al. Childhood parental loss and risk for first-onset of major depression and alcohol dependence: the time-decay of risk and sex differences [J]. Psychol Med, 2002, 32 (7): 1187-1194.
24. KENDLER K S, GARDNER C O, PRESCOTT C A. Toward a comprehensive developmental model for major depression in men [J]. Am J Psychiatry, 2006, 163 (1): 115-124.
25. POWER R A, TANSEY K E, BUTTENSCHON H N, et al. Genome-wide association for major depression through age at onset stratification: major depressive disorder working group of the psychiatric genomics consortium [J]. Biol Psychiatry, 2017, 81 (4): 325-335.
26. DREVETS W C. Neuroimaging and neuropathological studies of depression: implications for the cognitive-emotional features of mood disorders [J]. Curr Opin Neurobiol, 2011, 11 (2): 240-249.
27. BERTON O, MCCLUNG C A, DILEONE R J, et al. Essential role of BDNF in the meso-

limbic dopamine pathway in social defeat stress [J]. Science, 2006, 311 (5762): 864-868.
28. MANJI H K, DREVETS W C, Charney D S. The cellular neurobiology of depression [J]. Nat Med, 2001, 7 (5): 541-547.
29. DREVETS W C. Functional anatomical abnormalities in limbic and prefrontal cortical structures in major depression [J]. Prog Brain Res, 2000, 126: 413-431.
30. GRAYBIEL A M. Neurotransmitters and neuromodulators in the basal ganglia [J]. Trends Neurosci, 1990, 13 (7): 244-254.
31. DREVETS W C. Prefrontal cortical-amygdalar metabolism in major depression [J]. Ann N Y Acad Sci, 1999, 877: 614-637.
32. PRICE J L, DREVETS W C. Neural circuits underlying the pathophysiology of mood disorders [J]. Trends Cogn Sci, 2012, 16 (1): 61-71.
33. CHIRITA A L, GHEORMAN V, BONDARI D, et al. Current understanding of the neurobiology of major depressive disorder [J]. Rom J Morphol Embryol, 2015, 56 (2 Suppl): 651-658.
34. HAMON M, BLIER P. Monoamine neurocircuitry in depression and strategies for new treatments [J]. Prog Neuropsychopharmacol Biol Psychiatry, 2013, 45: 54-63.
35. NUTT D J. Relationship of neurotransmitters to the symptoms of major depressive disorder [J]. J Clin Psychiatry, 2008, 69 (Suppl E1): 4-7.
36. NEMEROFF C B. The corticotropin-releasing factor (CRF)hypothesis of depression: new findings and new directions [J]. Mol Psychiatry, 1996, 1 (4): 336-342.
37. TSIGOS C, CHROUSOS G P. Hypothalamic-pituitary-adrenal axis, neuroendocrine factors and stress [J]. J Psychosom Res, 2002, 53 (4): 865-871.
38. QASEEM A, BARRY M J, KANSAGARA D. Nonpharmacologic versus pharmacologic treatment of adult patients with major depressive disorder: a clinical practice guideline from the American College of Physicians [J]. Ann Intern Med, 2016, 164 (5): 350-359.
39. ANDERSON I M, FERRIER I N, BALDWIN R C, et al. Evidence-based guidelines for treating depressive disorders with antidepressants: a revision of the 2000 British Association for Psychopharmacology guidelines [J]. J Psychopharmacol, 2015, 22 (4): 343-396.
40. MALHI G S, HITCHING R, BERK M, et al. Pharmacological management of unipolar depression [J]. Acta Psychiatr Scand Suppl, 2013 (443): 6-23.
41. LAMPE L, COULSTON C M, BERK L. Psychological management of unipolar depression [J]. Acta Psychiatr Scand Suppl, 2013 (443): 24-37.
42. BERK M, SARRIS J, COULSON C E, et al. Lifestyle management of unipolar depression [J]. Acta Psychiatr Scand Suppl, 2013 (443): 38-54.
43. KUPFER D J, PEREL J M, POLLOCK B G, et al. Fluvoxamine versus desipramine: comparative polysomnographic effects [J]. Biol Psychiatry, 1991, 29 (1): 23-40.
44. DAVIDSON J R. Major depressive disorder treatment guidelines in America and Europe [J]. J Clin Psychiatry, 2010, 71 (Suppl E1): e04.
45. ELLIS P. Australian and New Zealand clinical practice guidelines for the treatment of depression [J]. Aust N Z J Psychiatry, 2004, 38 (6): 389-407.

46. VAN ZOONEN K, BUNTROCK C, EBERT D D, et al. Preventing the onset of major depressive disorder: a meta-analytic review of psychological interventions [J]. Int J Epidemiol, 2014, 43 (2): 318-329.
47. HARDEVELD F, SPIJKER J, DE GRAAF R, et al. Recurrence of major depressive disorder across different treatment settings: results from the NESDA study [J]. J Affect Disord, 2013, 147 (1-3): 225-231.

第二章　抑郁症的中医认识概述

导语：中医对于抑郁症的认识主要见于中医学中的“郁病”，也可见“卑惵”“百合病”“脏躁”“梅核气”“失志”“奔豚气”等其他中医病症的描述。现代中医多认为抑郁症病位主要在肝，涉及心、脾、肾等。中医病理性质为初起多实，日久转虚或虚实夹杂。本章内容概述了当代主要的中医教科书，行业指南及标准，以及中医临床实践指南中，有关抑郁症的中医病名、病因病机、辨证论治，以及中药、针灸及其他中医疗法的内容。

抑郁症之名由现代精神病学所命名，由于理论体系，认识疾病的方式以及疾病分类体系不同，西医所述的抑郁症，在中医病症中至今无法简单归属一个特定的疾病。中医虽未明确提出抑郁症的病名，但对其关注与认识甚早，早在春秋战国时期，《楚辞·九章·惜诵》中就记载有“心郁悒余侘傺兮”（侘傺：失意的样子），成书于战国至秦汉时期的《黄帝内经》也记载了“悲”“不乐”“忧”等抑郁相关情绪，还提出了此类情绪对身体健康、疾病预后的不良影响。许多古代医籍中都可以看到与抑郁症类似的症状描述。

现代医家学者多将抑郁症归属中医“郁病”范畴，抑郁症的相关描述也在卑惵、百合病、脏躁、梅核气、失志、奔豚气等其他中医病症中出现。

一、病因病机

基于中医理论，抑郁症是由于七情所伤，情志不遂，导致脏腑阴阳气血失调，脑神失养而引起的。病位主要在肝，涉及心、脾、肾三脏。七情过极，郁怒伤肝，而致肝气郁结；忧思伤脾，思则亦气结，而致气郁生痰。肝气郁结，横克脾土，亦出现肝脾不和之证。肝气郁结化火，导致心火偏亢，或火郁伤阴，心失所养，肾阴被耗，出现阴虚火旺或心肾阴虚之证。气郁则痰湿不化，肝郁日久化火，肝火与水湿搏结，化为湿热，蕴结肝胆而致肝胆湿热。气郁日久，由气及血而致气血郁滞。又因气血生化无源，气血不足，心神失养，而导致忧郁伤神证或心脾两虚之证。本病初起以气、血、湿、痰、火、食六郁邪实为主，但病延日久则易由实转虚或虚实夹杂。

二、辨证论治

由于抑郁症尚未建立统一的中医辨证标准，中国中医药学会内科分会提出了抑郁症的临床诊断、鉴别诊断和中医辨证论治。中国中医科学院根据中医药治疗抑郁症的临床研究成果，结合专家的经验，组织行业专家制定了抑郁症中医循证临床实践指南，尽管此指南不是医疗行为的标准或规范，但根据现有的研究证据提出了中医药治疗抑郁症的关键建议和疗效评估标准。在现有指南、临床循证研究证据和专家共识基础上，2012 年中华医学会精神病学分会制定了中国抑郁障碍防治指南。

治疗抑郁症的中医基本原则是理气开郁，调畅气机，攻补兼施，怡情养性。针对实证，首要理气开郁，根据是否兼有血瘀、化火、痰结、湿滞、食积等，分别采用活血、降火、化痰、祛湿、消食等法，同时注意理气而不耗气，活血而不伤血，清热而不伤脾胃，祛痰而不伤正气。针对虚证，则需根据所损及的脏腑及气血阴阳亏虚的不同而补之，采用养心安神、补益脾胃、滋养肝肾等方法。针对虚实兼杂，需视虚实的偏重情况而虚实兼顾。

（一）中药治疗

本部分中药治疗抑郁症的辨证分型依据是《中医内科常见病诊疗指南·中医疾病部分·郁病》《中医循证临床实践指南》以及《中医内科学》（表 2-1）。

表 2-1　中药治疗抑郁症

中医辨证分型	中医治则	方药
肝气郁结证	疏肝解郁,理气畅中	柴胡疏肝散加减; 或逍遥丸、越鞠丸
肝郁痰阻证	行气解郁,化痰散结	半夏厚朴汤加减; 或见痰热,可选用温胆汤加减
肝郁脾虚证	疏肝健脾,化痰散结	逍遥散合半夏厚朴汤加减
气郁化火证	疏肝解郁,清肝泻火	丹栀逍遥散加减
肝胆湿热证	清肝利胆,宁心安神	龙胆泻肝汤加减
肝郁肾虚证	清热疏肝,滋肾养阴	滋水清肝饮加减
气血郁滞证	理气解郁,活血化瘀	通窍活血汤合四逆散加减; 或血府逐瘀汤加减
忧郁伤神证	养心安神,甘润缓急	甘麦大枣汤加减
心脾两虚证	健脾养心,补益气血	归脾汤加减
心肾阴虚证	滋养心肾	天王补心丹合六味地黄丸加减

1. 肝气郁结证

临床表现:精神抑郁,情绪不宁,郁闷烦躁,胸部满闷,胸胁胀痛,脘闷嗳气,不思饮食,大便不调,苔薄腻,脉弦。

治法:疏肝解郁,理气畅中。

方药:柴胡疏肝散加减;或逍遥丸,越鞠丸。

常用药物:柴胡、香附、枳壳、陈皮、郁金、青皮、紫苏梗、合欢皮、川芎、芍药、甘草等。

方药分析:柴胡、香附、枳壳、陈皮疏肝解郁,理气畅中;郁金、青皮、紫苏梗、合欢皮解郁调气;川芎理气活血;芍药、甘草柔肝缓急。

2. 肝郁痰阻证

临床表现:精神抑郁,胸部闷塞,胁肋胀满,咽中如有物梗塞,吞之不下,咯之不出,苔白腻,脉弦滑。或呕恶,口苦,苔黄腻,脉弦滑,此为兼有痰热之证。

治法:行气解郁,化痰散结;或兼以清热。

方药:半夏厚朴汤加减;或见痰热,可选用温胆汤加减。

常用药物：半夏、厚朴、紫苏、茯苓、生姜、竹茹、枳实、陈皮、甘草等。

方药分析：厚朴、紫苏理气宽胸，开郁畅中；半夏、生姜化痰散结，和胃降逆；半夏与竹茹合用，一温一凉，化痰和胃，止呕除烦；陈皮理气行滞，燥湿化痰；枳实降气导滞，消痰除痞；陈皮与枳实合用，亦为一温一凉，理气化痰之力增；茯苓，健脾渗湿，以断生痰之源。

3. 肝郁脾虚证

临床表现：精神抑郁，胸部闷塞，胁肋胀满，思虑过度，多疑善忧，善太息，食欲下降，消瘦，易疲劳，活动后倦怠明显，脘痞嗳气，月经不调，大便时干时溏；或咽中不适如有异物梗阻，吞之不下，吐之不出；舌苔薄白，脉弦细，或弦滑。

治法：疏肝健脾，化痰散结。

方药：逍遥散合半夏厚朴汤加减。

常用药物：柴胡、当归、白芍、白术、甘草、半夏、厚朴、茯苓、生姜、紫苏等。

方药分析：柴胡疏肝解郁；当归养血和血；白芍养血敛阴，柔肝缓急；白术、茯苓健脾祛湿；甘草益气补中，缓肝之急；生姜温胃和中；厚朴、紫苏理气宽胸，开郁畅中；半夏、茯苓、生姜化痰散结，和胃降逆。

4. 气郁化火证

临床表现：情绪急躁易怒，胸胁胀满，口苦而干，或头痛，目赤，耳鸣，或嘈杂吞酸，大便秘结，舌质红，苔黄，脉弦数。

治法：疏肝解郁，清肝泻火。

方药：丹栀逍遥散加减。

常用药物：柴胡、薄荷、郁金、香附、当归、白芍、白术、茯苓、牡丹皮、栀子等。

方药分析：柴胡、薄荷、郁金、香附疏肝解郁；当归、白芍养血柔肝；白术、茯苓健脾祛湿；牡丹皮、栀子清肝泻火。

5. 肝胆湿热证

临床表现：情绪抑郁或急躁易怒，失眠多梦，胁肋满闷，口苦纳呆，呕恶腹胀，大便不调，小便黄赤，舌红苔黄腻，脉弦滑数。

治法：清肝利胆，宁心安神。

方药：龙胆泻肝汤加减。

常用药物：龙胆草、栀子、黄芩、木通、泽泻、车前子、柴胡、甘草、当归、生地黄等。

方药分析：龙胆草清利肝胆实火，清利肝经湿热；黄芩、栀子燥湿清热；泽泻、木通、车前子渗湿泄热，导热下行；当归、生地黄养血滋阴，使邪去而不伤阴血；柴胡疏肝解郁，引诸药归肝经；甘草调和诸药。

6. 肝郁肾虚证（阴虚火旺证）

临床表现：情绪低落，郁闷烦躁，悲观失望，兴趣索然，意志减退，神思恍惚，反应迟钝，行为迟滞，胸胁胀痛，脘闷嗳气，不思饮食，腰膝酸软，失眠，心烦易惊，颧红盗汗，手足心热，口燥咽干，舌红少苔，脉弦细数。

治法：清热疏肝，滋肾养阴。

方药：滋水清肝饮加减。

常用药物：熟地黄、当归、白芍、酸枣仁、山茱萸、茯苓、山药、柴胡、栀子、牡丹皮、泽泻等。

方药分析：熟地黄、山药、山茱萸滋肾养阴；当归补气养血；白芍养血敛阴，柔肝缓急，茯苓、酸枣仁养心安神；柴胡疏肝解郁；牡丹皮、栀子凉血清热；泽泻渗湿泄热。

7. 气血郁滞证

临床表现：精神抑郁，性情急躁，头痛，失眠健忘，或胸胁疼痛，或身体某部位有发冷或热感，舌质紫暗，或有瘀点，瘀斑，脉弦或涩。

治法：理气解郁，活血化瘀。

方药：通窍活血汤合四逆散加减；或血府逐瘀汤加减。

常用药物：桃仁、红花、当归、生地黄、牛膝、川芎、赤芍、柴胡、枳壳、桔梗、甘草等。

方药分析：桃仁破血行滞而润燥，红花活血祛瘀以止痛；赤芍、川芎、牛膝活血通经，祛瘀止痛；生地黄、当归养血益阴，清热活血；柴胡疏肝解郁；桔梗、枳壳宽胸行气，柴胡、桔梗、枳壳合用理气行滞，气行则血行；甘草调和诸药。

8. 忧郁伤神证

临床表现：精神恍惚，心神不宁，多疑善惊，悲忧易哭，喜怒无常，或时时欠伸，或手舞足蹈，骂詈喊叫等，舌质淡，脉弦。

治法：养心安神，甘润缓急。

方药：甘麦大枣汤加减。

常用药物：甘草、小麦、大枣等。

方药分析：甘草甘润缓急；小麦补养心气；大枣养血益脾。

9. 心脾两虚证

临床表现：忧思，多疑，头晕，神疲，心慌心悸，胆怯易惊，健忘失眠，纳差，面色不华，舌质淡，苔薄白，脉细弱。

治法：健脾养心，补益气血。

方药：归脾汤加减。

常用药物：人参、白术、黄芪、当归、茯苓、远志、酸枣仁、木香、龙眼肉、甘草、生姜、大枣等。

方药分析：人参、白术、黄芪，补气健脾生血；当归、龙眼肉补血养心；茯苓、酸枣仁、远志宁心安神；木香理气醒脾；甘草、生姜、大枣甘润调和脾胃。

10. 心肾阴虚证

临床表现：情绪不宁，心悸。健忘，失眠，多梦，五心烦热，盗汗，口咽干燥，舌红少津，脉细。

治法：滋养心肾。

方药：天王补心丹合六味地黄丸加减。

常用药物：地黄、山药、山茱萸、天冬、麦冬、玄参、人参、茯苓、五味子、当归、柏子仁、酸枣仁、远志、丹参、牡丹皮等。

方药分析：地黄、山药、山茱萸、天冬、麦冬、玄参滋养心肾；人参、茯苓、五味子、当归补气养血；柏子仁、酸枣仁、远志、丹参养心安神；牡丹皮凉血清热。

（二）针刺治疗

早在《黄帝内经》成书的时代，针灸疗法已被记载作为一种重要的中医治疗方法。现代，针灸疗法常用于治疗抑郁症，它有助于缓解抑郁症的相关症状。实证针用泻法，虚证针用补法。现总结针灸治疗抑郁症的常用穴位

如下：

- 主穴：神门，内关，大陵，期门，心俞，合谷，太冲。
- 肝气郁结者，加行间、肝俞；
- 肝郁脾虚者，加肝俞、脾俞、足三里；
- 肝胆湿热者，加期门、日月、太溪、三阴交；
- 忧郁伤神者，加百会、通里、日月；
- 肾虚肝郁者，加肾俞、肝俞、太溪。

（三）其他治疗

食疗

(1) 肝郁脾虚证

玫瑰菊花粥

组成：玫瑰花、菊花、糯米、粳米。

功效：理气解郁，疏肝健脾。

(2) 阴虚火旺证

龙牡莲子羹

组成：龙骨、牡蛎、知母、莲子、白糖。

功效：镇心安神，滋阴降火。

(3) 忧郁伤神证

1）百合酸枣仁粥

组成：百合、酸枣仁、粳米。

功效：滋阴养血安神。

2）百合粥

组成：百合、粳米、白糖。

功效：补阴和中，养心安神。

参 考 文 献

1. 中华中医药学会．中医内科常见病诊疗指南·中医疾病部分［M］．北京：中国中医药出版社，2008.
2. 中国中医科学院．中医循证临床实践指南．中医内科［M］．北京：中国中医药出版社，2011.

3. 周仲瑛 . 中医内科学［M］. 北京：中国中医药出版社，2007.
4. 董湘玉 . 中医心理学［M］. 北京：人民卫生出版社，2007.
5. 黄培新，黄燕 . 神经科专病中医临床诊治［M］. 3 版 . 北京：人民卫生出版社，2013.
6. 赵永厚，蔡定芳 . 中医神志病学［M］. 上海：上海中医药大学出版社，2009.
7. 唐启盛 . 抑郁障碍中西医基础与临床［M］. 北京：人民卫生出版社，2012.
8. 中华医学会精神医学分会 . 中国抑郁障碍防治指南［M］. 2 版 . 北京：中华医学电子音像出版社，2015.

第三章　中医古籍对抑郁症的认识

导语：中医古籍记载了中医的传统治疗方法。自古中医古籍指导中医临床实践活动，为之提供了重要的基础，至今也仍如此。本章梳理了公元 206 年至 1949 年中医古籍文献；检索出共计 4 806 条与抑郁症相关中医古籍条文，其中 319 条与现代抑郁症的描述相近。经梳理后发现，中药是治疗抑郁症相关中医病证最常用的中医治疗方法。

中医临床实践的相关记载可追溯至春秋（前 770—前 476）及战国（前 474—前 221）时期。本章节涉及阴阳等中医理论，也包括中药方剂和针灸等中医治疗方法。中医虽无明确提出抑郁症的病名，但对其关注与认识甚早，“抑郁”一词最早出现于《黄帝内经》（早于 618 年），包括有“悲”“不乐”“忧”等相关记载。《黄帝内经》还记述了情绪对人身体健康的不良影响。随着时间的推移，关于抑郁症诊断和治疗的中医古籍记载越来越多，也越来越详尽，在明清时期达到了巅峰，该时期关于抑郁症的记载与现代对抑郁症的理解相似。为了全面获取抑郁症相关的中医古籍记载，我们检索了《中华医典》。《中华医典》是一套收录了 1 000 多本医学书籍的电子光盘，堪称中医古籍电子书的代表。

一、检索词

单相抑郁症和重度抑郁症属于现代病名，不能用于中医古籍的检索。然而，中医疾病术语包含了与抑郁症相关的各种病证。比如，“yu 郁”和“yu bing 郁病”指的是“抑郁”和“抑郁症”，“you 忧”和“bei 悲”与“悲伤”有关等。还有一些中医疾病的病名不直接与“抑郁症”相关,但表现出抑郁症状,例如,“zang zao 脏躁”,一种因脏腑阴虚导致的疾病,表现为注意力不集中、低落、想哭、情绪不稳定和焦躁不安等。

与抑郁症最相关的检索词共分为 4 类:①yu 郁(抑郁)及其同义词;②抑郁症相关症状,如悲及其同义词、疲乏或精力不足;③表现为抑郁症症状的相关中医病证术语;④自杀及其同义词。

二、检索及条文编码

将每个检索词输入《中华医典》检索框进行检索,下载检索结果,保存为 Excel 格式。我们将“条文”定义为涉及一个或多个检索词的一段文字。根据 May 等人 2014 年发表的文章描述的数据编码步骤进行数据提取,包括条文、来源著作和著作朝代等。检索范围不包括 1949 年之后出版的著作。

三、数据分析

通过对检索结果进行汇总,计算出每个检索词的引用频率。删除重复的古籍条文后,根据纳入和排除标准筛选出与抑郁症相关的条文。将重复的古籍条文以及与儿童相关的条文从数据集中删除;为了排除其他类型的抑郁症,删除了精神障碍(如癫狂、疯癫、视幻觉和听幻觉)和由身体疾病所致抑郁症的相关条文。

通过审阅所有与抑郁症相关的古籍条文,筛选出最贴合抑郁症症状及其病因或病理描述的条文。将未涉及治疗的条文排除,不做进一步的分析。最终的数据集纳入了所有可能与单相抑郁症相关的条文,同时这些条文描述了中医治疗抑郁症的方法(中药方剂、针灸及相关治疗,或其他中医治疗方法)。如果条文中涉及多种治疗方法,在统计方剂、草药或穴位时,分开每一种治疗方法,单列为一条条文。而对于中药药典的条文,若有些只提及了疾病名称,但未提及关于疾病及其治疗方法的详细信息,则排除此类条文。而对于包括

疾病描述的中药药典条文，无论有没有参考其他中药，都纳入数据集中。此外，以类似的方法对单个穴位进行筛选。

基于中医干预措施，对纳入的古籍条文进行分类，并作进一步分析。另外再进行一个筛选过程，筛选出与抑郁症“最有可能”相关的条文。如果条文至少描述了一种抑郁症的主要症状（“心境低落”或“兴趣丧失”）和2种及以上下述症状：食欲或睡眠改变，精神运动性激越或迟滞，疲乏或精力不足，自卑、自责或内疚，思维迟钝或注意力不集中，自杀念想，烦躁易怒、紧张或焦虑等，则被定义为“最有可能”与抑郁症相关的条文。统计分析与抑郁症相关的条文中方剂、中药及针灸的使用频数。

四、检索结果

表3-1列举了所使用的检索词，使用这些检索词进行检索后，检索出古籍条文数为4 806条。这些条文来自649本中医古籍，其中出自《本草纲目》(1578年)的条文最多(22，6.5%)。这些中医古籍中，最早记载抑郁症相关内容的书籍是《黄帝内经》(618年)；最晚的是《本草简要方》(1938年)。大部分条文出自清朝(1645—1911)时期的古籍(2 216，46.1%)，其次是明朝(1369—1644)(1 291，26.9%)。

“忧思”一词在条文中出现的频率最高(925)，其次是“忧虑”(825)。失志、百合病、悲伤等与抑郁症相关的术语也在条文中多次出现。表3-1列出了各个检索词的引用次数和引用比例。卑惵和神颓等词的条文引用次数最少。有些条文包含不止一个检索词，因此检索词总引用比例可能超过100%。

表3-1 各检索词的条文引用率

拼音	中文	引用频率/n(%)
you si	忧思	925(19.3)
you lü	忧虑	825(17.1)
shi zhi	失志	447(9.3)

续表

拼音	中文	引用频率 /*n*(%)
bai he bing	百合病	416(8.7)
bei shang	悲伤	374(7.8)
yu	郁	321(6.7)
zi yi	自缢	254(5.3)
mei he qi	梅核气	246(5.1)
bei	悲	195(4.1)
yu zheng	郁证	180(3.8)
yu zheng	郁症	144(3.0)
zi jin	自尽	103(2.1)
yu bing	郁病	80(1.7)
ben tun qi	奔豚气	72(1.5)
zang zao	脏躁	66(1.4)
you	忧	47(1.0)
zi sha	自杀	45(0.9)
zi wen	自刎	38(0.8)
bei die	卑惵	23(0.5)
shen tui	神颓	5(0.1)

对检索出的 4 806 条古籍条文全部进行审阅后，选出其中与抑郁症相关的 319 条条文进行深入分析。其中，256 条条文被判定为与抑郁症“最有可能”相关的条文。290 条描述了“心境低落”；13 条未描述“心境低落”；16 条提及了“抑郁”或“抑郁症状”，但未提及“心境低落”。103 条清楚地提及了“兴趣下降 / 丧失”；206 条未详细说明“兴趣下降 / 丧失”；10 条未描述“兴趣下降 / 丧失”。未明确描述“心境低落”或“兴趣下降 / 丧失”的条文，以及包含了卑惵、郁病、郁症、脏躁等中医诊断，但未具体说明以上两种症状的条文，都未纳入进一步的分析。三分之一以上（36%）的条文涉及女性，其中 25 条与产后抑郁相关。这些条文中，大部分描述了“脏躁”这一

疾病。

(一) 各朝代条文引用频率

明清时期著作的条文引用率所占的比例最大(84.6%),这表明对抑郁症的认识在明清时期达到巅峰。表3-2列出了各朝代条文引用频率的分布情况。包括一些明清时期的主要著作,诸如:《济阴纲目》(1620年)、《医学入门》(1575年)、《景岳全书》(1624年)、《杂病源流犀烛》(1773年)、《不居集》(1739年),《类证治裁》(1839年)。

表3-2　条文的朝代分布情况

朝代	引用次数
唐朝前(618年之前)	2
唐朝和五代(618—960)	1
宋朝及金朝(961—1271)	5
元朝(1272—1368)	4
明朝(1369—1644)	122
清朝(1645—1911)	148
中华民国(1912—1949)	7
其他:日本文学(1949年之前)	8
合计	319

(二) 疾病的定义和病因

一些古籍条文包含了与抑郁症病因和发病机制有关的详细信息。清代叶天士《临证指南医案·郁》曰:"七情之郁居多,如思伤脾,怒伤肝之类是也,其原总由于心,因情感不遂,则郁而成病矣。……皆因郁则气滞,气滞久则必化热,热郁则津液耗而不流,升降之机失度,初伤气分,久延血分,延及郁劳沉疴。"明代徐春甫《古今医统大全》曰:"郁为七情不舒,遂成郁结,既郁之久,变病多端。"

《灵枢》描述了负面情绪对脏腑的影响,《灵枢·口问》云:"悲哀愁忧则心动,心动则五脏六腑皆摇。"相似的理论在《素问》中亦有描述,《素问·本病论》曰:"人忧愁思虑即伤心。"

明代龚廷贤《万病回春》云:"梅核为病,大抵因七情之气郁结而成,或因饮食之时触犯恼怒,遂成此症,惟妇人女子患此最多。治宜开郁顺气,利膈化痰清肺为主。"

(三) 中药疗法

口服中药方剂是治疗抑郁症最常用的方法,占有关治疗的条文中 297 条(93.1%)。有些方剂没有名称,只包含了中药成分。有 8 条条文提到了口服方剂联合外洗治疗的方法。表 3-3 列出了抑郁症相关条文中最常见的方剂。

表 3-3 抑郁症相关条文中最常见的方剂

方剂名称	方剂组成	引用次数 /*n*
甘麦大枣汤	甘草,小麦,大枣	63
归脾汤 / 丸	白术,当归,茯苓,黄芪,龙眼肉,远志,酸枣仁,木香,甘草,人参	29
七福饮	人参,熟地黄,当归,白术,甘草,酸枣仁,远志	8
七气汤	人参,甘草,肉桂,半夏	7
人参养荣汤	人参,白术,黄芪,甘草,陈皮,肉桂,当归,熟地黄,五味子,茯苓,远志,白芍	7
紫苏子汤	紫苏子,半夏,厚朴,橘皮,前胡,当归,大枣,生姜,桂心,甘草	7
逍遥散	柴胡,当归,白芍,白术,茯苓,生姜,薄荷,甘草	6
淡竹茹汤	麦冬,小麦,半夏,人参,茯苓,甘草,生姜,大枣,淡竹茹	6
升麻四君子汤	人参,白术,茯苓,炙甘草,柴胡,姜,枣,升麻	5
温胆汤	半夏,淡竹茹,枳实,陈皮,甘草,茯苓	5
沉香降气汤	香附,沉香,砂仁,甘草	4
百合地黄汤	百合,生地黄	4
二陈汤	半夏,橘红,茯苓,生姜,乌梅,甘草	4

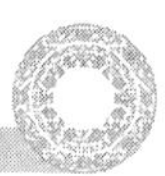

1. 抑郁症相关条文中最常见的方剂

在抑郁症相关条文中，改良甘麦大枣汤和归脾汤是最常用的治疗方剂。有 20 条条文未提供方剂名称，但其中有 5 条条文提到了与甘麦大枣汤相同的中药成分。

甘麦大枣汤最早见于《金匮要略》(206 年)，如今依然广泛用于中医临床实践中。这一简单方剂可养心安神，用于治疗中医病证——脏躁。在有关女性和女性产后情况的相关条文中，大部分用甘麦大枣汤进行治疗。《金匮要略》云:“妇人脏躁悲伤欲哭，象如神灵所作，数欠伸者，宜甘麦大枣汤。”

2. 抑郁症相关条文中的最常见的中药

条文中共包含了 151 种中药。其中最常见的中药是甘草，甘草在甘麦大枣汤中是臣药(表 3-4)。

表 3-4　抑郁症相关条文中最常见的中药

中药名称	学名	引用次数 /n
甘草(炙)	*Glycyrrhiza uralensis* Fisch., *Glycyrrhiza inflata* Bat., *Glycyrrhiza glabra* L.	238(232/6)
人参	*Panax ginseng* C. A. Mey.	123
茯苓(茯神)	*Poria cocos*(Schw.) Wolf	119(99/20)
白术	*Atractylodes macrocephala* Koidz.	98
当归	*Angelica sinensis*(Oliv.) Diels	93
大枣	*Ziziphus jujuba* Mill.	92
小麦	*Triticum aestivum* L.	79
远志	*Polygala tenuifolia* Willd.	68
木香	*Aucklandia lappa* Decne.	62
酸枣仁	*Ziziphus jujuba* Mill.var. *spinosa*(Bunge) Hu ex H.F.Chou	58
姜(生姜 / 干姜)	*Zingiber officinale* Rosc.	51(8/34/9)

续表

中药名称	学名	引用次数 /n
陈皮	*Citrus reticulata* Blanco	50
地黄	*Rehmannia glutinosa* Libosch.	47
芍药	*Paeonia lactiflora* Pall.	40
半夏	*Pinellia ternata*(Thunb.) Breit.	36
龙眼肉	*Dimocarpus longan* Lour.	36
肉桂(桂枝)	*Cinnamomum cassia* Presl	37(33/4)
柴胡	*Bupleurum chinense* DC. 或 *Bupleurum scorzonerifolium* Willd.	33
枳实	*Citrus aurantium* L. 或 *Citrus sinensis* Osbeck	28
麦冬	*Ophiopogon japonicus*(L.f) Ker-Gawl.	27
山栀子	*Gardenia jasminoides* Ellis	23

3. 中药外洗

在抑郁症相关条文中,描述了用中药外洗来治疗抑郁症相关疾病,比如梅核气和黑斑病。其中一条条文来自清代(1864 年)吴尚先所著的《理瀹骈文》,描述了用中药外洗治疗梅核气(更多内容请参考第 2 章)。《理瀹骈文》云:"妇人经水不调,壅塞经络,亦令喉肿,宜通经。又有梅核气,喉中如有物,吞不下,吐不出,气郁痰结也,妇人为多。紫苏、厚朴、半夏、赤苓、苍术、枳实、陈皮、南星、香附、砂仁、神曲、青皮、栀子、槟榔、益智仁、黄连、生姜各一钱,杏仁捣丸擦。"

另一条条文描述了用中药外洗治疗由焦虑和抑郁引起的黑斑病,因此,其主要针对的并非抑郁症,而是皮肤问题。在《外科心法要诀》一书中,祁宏源写道:"如尘久炱暗,原于忧思抑郁成,大如莲子小赤豆,玉容久洗自然平。"

4. 联合疗法

共有 9 条条文描述了口服中药联合其他疗法的方法。《扁鹊心书》中的一条条文联合中药方剂和艾灸治疗抑郁症症状,写道:"凡人至中年,天数自然

虚衰，或加妄想忧思，或为功名失志，以致心血大耗，痴醉不治，渐至精气耗尽而死，当灸关元穴三百壮，服延寿丹一斤。”

另8条条文描述了口服方剂联合外洗治疗的方法。所有这8条条文均采用相同的中药进行阴道疼痛的外用治疗：荆芥，枳壳，诃子，五倍子。《外科心法要诀》道：“由忧思太过所致，宜逍遥散或归脾汤俱加柴胡、栀子、白芍、丹皮服之；由产后得者，补中益气汤加五味子、醋炒白芍服之，外俱用荆芥、枳壳、诃子、文蛤，大剂煎汤熏洗。”

有一条条文描述了口服方剂联合针刺治疗的方法。它使用小针头让少量血液流出，可用于治疗由抑郁症引起的咽喉阻塞和咽炎。《喉科集腋·喉痹》云：“风热喉痹由于忧思劳碌太过，或对风言语、风入肺经作痰，务多去痰为要。其色鲜红，久而紫赤，急用小刀刺破，血微出火已泻矣，再服煎剂吹冰片散。”

（四）针刺和相关治疗方法

关于针刺和艾灸治疗抑郁症的条文较为罕见。只有8条条文对此进行了描述(针刺:5条，艾灸:3条)。其中4条来自唐朝以前，另外4条来自其他不同朝代。《灵枢》曰：“不通者，取之少阴，视有余不足，有结者，皆取之不足。”西晋皇甫谧《针灸甲乙经》云：“心痛善悲，厥逆，悬心如饥之状(饿的时候心挂着的感觉)，心澹澹而惊恐(淡漠又害怕慌张)，大陵及间使主之。心澹澹而善惊恐(淡漠又容易受惊吓)，心悲，内关主之。”

另一条来自本书的条文写道：“惊，善悲不乐，如堕坠，汗不出，面尘黑，病饮不欲食，照海主之。”

在3条描述抑郁症艾灸疗法的条文中，只有1条详细描述了穴位——耳垂。近代刁步忠《喉科家训》曰：“治忧思郁虑，邪毒交乘结聚太阳经络，或恼怒伤肝致筋骨紧急，思虑伤脾致肌肉结肿，膏粱厚味致脓名臭秽，其状于耳项皮肤间隐隐有核渐如桃李便觉肿痛，初则坚硬不消，久则延烂难愈，甚致齿牙堕落，牙床腐秽……以陈艾灸耳垂。”

另一条艾灸相关条文来自窦材于1146年编撰的《扁鹊心书》：“失志不遂之病，非排遣性情不可，以灸法操其要，醉酒陶其情，此法妙极。”

五、讨论

在抑郁症相关条文中，明清时期的著作所占比例最大(84.6%)，这表明对抑郁症及其治疗的认识在该时期达到巅峰。大部分治疗相关条文为口服中药方剂相关条文(93.1%)。关于针刺和艾灸的条文非常少，具体原因不详。然而，这些治疗方法在治疗抑郁症方面疗效可能比较一般，而中药的疗效更为明显。

对于每条条文，我们根据症状表现判断其是否“最有可能”与抑郁症相关：主要症状包括“心境低落”或“兴趣丧失”；伴随症状有食欲或睡眠变化、精神运动性激越或迟滞、疲乏、自我评价过低或自责或内疚、思维迟钝或注意力下降、轻生、易怒、紧张或焦虑等。我们发现，最常描述的主要症状是“心境低落”，最常描述的伴随症状是“紧张或焦虑”。这一结果与现代文献的记载一致。在现代文献中，紧张或焦虑是抑郁症的特征。

明代王肯堂于1602年所著的《证治准绳》有如下描述：“有失志者，由所求不遂，或过误自咎，懊恨嗟叹不已，独语书空，若有所失……有痞塞不饮食，心中常有所歉，爱处暗地，或倚门后，见人则惊避，似失志状，此为卑惵之病，以血不足故耳。”该条文明确描述了卑惵病的中医病因、诊断及其症状(与抑郁症相似)。

明代李梴在《医学入门》中言：“有郁结在脾，半年不食，或午后发热，酉戌时退，或烦闷作渴加呕，或困卧如痴，向里坐，亦喜向暗处，妇人经水极少，男子小便点滴，皆忧思气结，治宜温胆汤，或二陈汤加参、术、红花。”该条文描述了抑郁症的病因、症状和治疗。

在1760年(清代)问世的《疡医大全》中，医者顾世澄写道：“交感丹治诸气郁滞，一切公私拂情，名利失志，抑郁烦恼，七情所伤，不思饮食，面黄形羸，胸膈痞闷诸证神效，大能升降水火。”该条文描述了用交感丹治疗抑郁症症状。

六、总结

抑郁症是现代医学的术语，不能直接用于检索中医古籍。然而，早在《黄帝内经》已经记述了抑郁症的相关术语。有大量的中医古籍记载了抑郁症相关中医病症的诊治。自古以来，中医根据中医病因学以及中医辨证（如气滞、痰郁和气虚）等理论诊治抑郁症。抑郁症与卑惵、梅核气、脏躁、百合病和奔豚气等中医病症有关。与抑郁症相关的这些中医病症并非按照现代医学诊断标准进行诊断，但其在中医古籍的相关描述与抑郁症的症状高度相似。女性和产后相关的抑郁症在中医古籍中较为常见，这一点值得关注，因为现代医学研究证实女性抑郁症发病率高于男性。

现今，古籍中发现的最常用于治疗抑郁症的中药和方剂仍然被广泛使用，如甘麦大枣汤和归脾汤等。现代临床指南也推荐使用这些方剂治疗抑郁症。甘麦大枣汤常用于治疗女性脏躁（中医病症名）。治疗抑郁症的中药作用主要包括疏肝和胃、健脾理气、养心安神、滋阴除烦、温阳补气等。甘草是最常用的中药，其原因可能是因为甘草是甘麦大枣汤的主要组成药物，且是许多方剂中调和诸药的药物。其他常用的中药包括茯苓、人参、白术和当归等。

现代常使用针灸治疗抑郁症，但关于针灸治疗抑郁症的古籍记载却很少。在使用针灸治疗抑郁症的中医古籍条文中，常用穴位包括：大陵、间使、内关、照海、心俞。

参考文献

1. NEEDHAM J, LU G D, SIVIN N, et al. Science and civilisation in China [M]. Cambridge: Cambridge University Press, 2000.
2. MAY B H, LU C J, XUE C C L. Collections of traditional Chinese medical literature as resources for systematic searches [J]. J Altern Complement Med, 2012, 18 (12): 1101-1107.
3. MAY B H, LU Y B, LU C J, et al. Systematic assessment of the representativeness of published collections of the traditional literature on Chinese Medicine [J]. J Altern Complement Med, 2013, 19 (5): 403-409.
4. 中华中医药学会．中医内科常见病诊疗指南·中医疾病部分［M］. 北京：中国中医药出版社，2008.
5. 中国中医科学院 . 中医循证临床实践指南［M］. 北京：中国中医药出版社，2011.
6. 周仲瑛 . 中医内科学［M］. 北京：中国中医药出版社，2007.
7. 董湘玉 . 中医心理学［M］. 北京：人民卫生出版社，2007.
8. 黄培新，黄燕 . 神经科专病中医临床诊治［M］. 3 版 . 北京：人民卫生出版社，2013.
9. 赵永厚，蔡定芳 . 中医神志病学［M］. 上海：上海中医药大学出版社，2009.
10. 唐启盛 . 抑郁障碍中西医基础与临床［M］. 北京：人民卫生出版社，2012.

第四章　临床研究证据评价方法

导语：本章介绍了在临床研究中用于评估中医治疗抑郁症的方法。根据纳入标准，对经全面检索获取的研究进行评估。采用标准化方法，对研究的方法学质量进行审查。通过对所纳入研究的结果进行评估，从而提供中药治疗抑郁症效果的评价。

既往已有一些系统综述对中医治疗抑郁症的疗效和安全性进行了评价，其中包括 8 篇中药相关的综述和 6 篇针灸相关的综述。

本研究组对临床试验中中医治疗抑郁症的干预措施进行统计，干预措施类型包括：

- 中草药
- 针刺与相关疗法
- 其他中医疗法
- 中医综合疗法，如中药联合针刺等。

以上内容分别在第五章、第七章、第八章和第九章做详细介绍。

文献检索和文献质量评价由专门的研究工作小组完成。研究人员对随机对照试验（RCT）、非随机对照试验（CCT）和无对照研究（NCS）进行了详细的评价。对照试验与随机对照试验采用相同的方法进行评价，并分别进行阐述。非对照研究的证据相对比较难评估，因此采用了描述研究特征、干预细节和不良事件的方法。纳入研究均以字母和数字的组合来表示。中药的研究用“H”表示，例如 H1；针灸及相关疗法的研究用“A”表示，例如 A1；其他中医疗法的研究用“O”表示，例如 O1；中医综合疗法用“C”表示，例如 C1。

一、检索策略

在中英文数据库中进行检索，检索方法遵循 Cochrane 系统评价手册。英文数据库包括 PubMed、Embase、CINAHL、CENTRAL（包括 Cochrane 图书馆）、AMED；中文数据库包括中国生物医学文献数据库（CBM）、中国知网（CNKI）、维普中文生物医学期刊（CQVIP）和万方医学网。检索数据库自收录起始时间至 2016 年 9 月止的文献，未设任何限定条件，主题词及关键词（如适用）均作为检索词进行检索。

根据研究设计（综述、对照试验、非对照研究）和干预类型（中药、针灸和相关疗法以及其他中医疗法）的组合对文献进行全面检索。每个数据库中各生成以下 9 种检索式：

1. 中药治疗抑郁症的综述。
2. 中药治疗抑郁症的随机对照试验（RCT）或非随机对照试验（CCT）。
3. 中药治疗抑郁症的无对照研究（NCS）。
4. 针刺及相关疗法治疗抑郁症的综述。
5. 针刺及相关疗法治疗抑郁症的 RCT 或 CCT。
6. 针刺及相关疗法治疗抑郁症的 NCS。
7. 其他中医疗法治疗抑郁症的综述。
8. 其他中医疗法治疗抑郁症的 RCT 或 CCT。
9. 其他中医疗法治疗抑郁症的 NCS。

中医综合治疗的研究，也通过以上方法检索确定。除电子数据库，我们还查阅了系统评价和纳入研究的参考文献部分，以查找其他出版物。对临床试验注册进行搜索，以确定正在进行或已完成的临床试验，并在必要时联系相关试验研究人员以获取数据。检索的临床试验注册中心包括澳大利亚 - 新西兰临床试验注册中心（ANZCTR）、中国临床试验注册中心（ChiCTR）、欧盟临床试验注册中心（EU-CTR）、美国临床试验注册网站（ClinicalTrials.gov）等。如有需要，通过电子邮件或电话与试验研究员联系，以获得具体的研究信息，如果没有收到答复，两周后再进行随访；如果一个月后没有收到回复，则任何未知信息都被标记为不可用。

二、文献纳入标准

- 患者：符合重性抑郁障碍（单相抑郁障碍）诊断的成年人。由临床医生根据以下指南进行诊断：精神障碍诊断和统计手册（DSM）、中国精神障碍分类（CCMD），或国际疾病分类（ICD）。年龄为 18 岁至 65 岁。
- 干预组：中药、针刺及相关疗法，其他中医疗法或中医综合疗法（表 4-1）。其中，中西医结合的干预措施，例如中药联合西药，也进行了相应的评估。
- 对照组：安慰剂，以及指南中推荐的常规疗法，包括药物治疗和心理治疗等。
- 结局评价：至少报告了一项预先确定的结局评价指标（表 4-2）。

表 4-1　纳入临床证据评价的中医干预措施

分类	干预方式
中药	口服
针刺及相关疗法	针刺、耳针、电针、激光针灸和头针
其他中医疗法	推拿和拔罐
中医综合疗法	中医综合疗法是指两种或两种以上的不同类别的中药干预措施一起使用。包括中药联合针刺，针刺联合灸法；针刺联合拔火罐；针刺联合推拿；气功联合太极；以及针刺联合五行音乐疗法等

表 4-2　预先确定的结局评价指标

分类	评价工具
抑郁症状的测量	• Hamilton Rating Scale for Depression（HAMD） 汉密尔顿抑郁量表 • Montgomery-Asberg Depression Rating Scale（MADRS） 蒙哥马利 - 艾森贝格抑郁评定量表 • Beck Depression Inventory（BDI） 贝克抑郁问卷 • Symptom Checklist-90（SCL-90） 症状自评量表

续表

分类	评价工具
抑郁症状的测量	• Depression, Anxiety and Stress Scale (DASS) 抑郁 - 焦虑 - 压力量表 • Self Rating Depression Scale (SDS) 抑郁自评量表 • Profile of Mood States (POMS) 简明心境量表 • Edinburgh Postnatal Depression Scale (EPDS) 爱丁堡产后抑郁量表 • 中医病证诊断疗效标准
抑郁症的复发与缓解	• 症状复发人数 • 症状缓解人数
生活质量	• World Health Organisation Quality of Life Scale Brief Version (WHOQOL-BREF) 世界卫生组织生存质量量表 • Short Form Health Survey (SF-36) 健康状况问卷(SF-36)
功能能力	社会适应量表
自杀	有自杀倾向的人数
不良事件	• 不良事件的数量和类型 • Treatment Emergent Symptom Scale (TESS) 治疗伴发症状量表 • Side-effects Rating Scale for Antidepressant (SERS) 抗抑郁药不良反应量表

三、文献排除标准

- 双相情感障碍、持续性抑郁障碍(心境恶劣障碍)等其他情感障碍。
- 伴有其他精神障碍或躯体疾病。
- 由另一种疾病所致的抑郁障碍,如中风后抑郁症;或物质/药物引起的抑郁障碍。
- 排除的干预措施包括静脉注射的中药;排除贯叶连翘(如果不是中药,而是作为一种基于西方草药概念的提取物被使用时,则判断为不遵

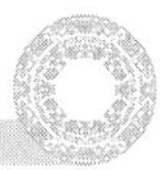

循中医治疗理论原则)。

- 中西医结合研究中,干预组采用了与对照组完全不相同的疗法。

四、结局评价

预先确定的结局评价包括抑郁症状量表、复发或缓解的患者人数、生活质量、功能能力(如社会适应量表)、自杀和不良事件的评估。抑郁症的测量评估不受限制,包括所有抑郁症评价量表。常用量表包括汉密尔顿抑郁量表(HAMD)、蒙哥马利 - 艾森贝格抑郁评定量表(MADRS)等。同时,其他自评量表和临床医生评定量表也将被纳入(表 4-2)。

1. 汉密尔顿抑郁量表

汉密尔顿抑郁量表(Hamilton Depression Scale,HAMD)是一个由临床医生评定的量表,用于测量成人抑郁症的严重程度。原始版本包含 17 个条目(HAMD-17),每个项目按 3 分或 5 分制评分。总分为 54 分,分数越高表示抑郁症状越严重。其他的版本,包括 HAMD-21、HAMD-24 和 HAMD-29,具有获取更多的临床信息的条目。在本研究中,纳入研究使用的是 HAMD-17、HAMD-24 及没有明确说明版本的 HAMD。HAMD 广泛应用于住院和门诊的抑郁症患者的评估,是抗抑郁药物临床试验中最常用的结局评价指标。它是在 20 世纪 60 年代开发的量表,至今仍很常用。多年来,专业人员已经开发出了各种各样的替代量表,根据使用情境的不同,这些替代的量表也各有优缺点。

2. 蒙哥马利 - 艾森贝格抑郁评定量表

蒙哥马利 - 艾森贝格抑郁评定量表(Montgomery-Asberg Depression Rating Scale,MADRS)用于测量抑郁症的严重程度。它能更敏感地评价治疗后抑郁症的变化,是辅助 HAMD 的有效测量工具。HAMD 的分数与 MADRS 分数具有高度相关性。总分为 60 分,分数越高表示抑郁症越严重。0~6 分表示正常或无症状;7~19 分表示轻度抑郁;20~34 分表示中度抑郁;超过 34 分表示重度抑郁。

3. 贝克抑郁问卷

贝克抑郁问卷(Beck Depression Inventory,BDI)被广泛应用于抑郁症严重程度的评价。不同于 HAMD 和 MADRS，它采用患者自我报告，而不是临床医生报告，来衡量抑郁症的严重程度。它由 21 个条目组成，分数越高表明抑郁越严重。贝克抑郁问卷有三个版本，包括 1961 年第一次出版的 BDI，1978 年出版的 BDI-ⅠA 和 1996 年出版的 BDI-Ⅱ。1996 年版本 BDI-Ⅱ适用于 13 岁及以上的人群。0~13 分被认为是无抑郁；14~19 分是轻度抑郁；20~28 分是中度抑郁；29~63 分是重度抑郁。

4. 抑郁自评量表

抑郁自评量表（Self Rating Depression Scale，SDS）是一个有 20 项条目的患者自评量表，用于评估患者情感、心理和躯体症状等。SDS 总分除以 80 分得出抑郁严重度指数，SDS 指数范围为 0.25~1.0，指数越高，抑郁程度越重。标准分等于总得分乘以 1.25 后取整数部分，20~44 分为正常；45~59 分为轻度抑郁；60~69 分为中度抑郁；70 分或以上为重度抑郁。

5. 爱丁堡产后抑郁量表

爱丁堡产后抑郁量表（Edinburgh Postnatal Depression Scale，EPDS）是一个有 10 个条目的自评量表，用于筛查产后抑郁症。总分为 30 分，10 分或以上表明可能存在轻度或重度抑郁症的可能，分数越高表明抑郁程度越严重。

6. 治疗副反应量表

治疗伴发症状量表（Treatment Emergent Symptom Scale，TESS）是对整体躯体系统的评估，记录 28 种症状的出现、消失和强度。针对每个症状，有 3 种判断：①症状的强度；②与药物的关系；③因为症状存在而采取的行动。TESS 评分越高，提示不良反应越严重。

7. 抗抑郁药不良反应量表

艾森贝格抗抑郁药不良反应量表（Side-effect Rating Scale for Antidepressant，SERS）是一个记录抗抑郁药物不良反应的量表，具有 14 项条目。每项评分在 0~3 分之间，总分越高说明不良反应越严重。

8. 世界卫生组织生存质量量表

世界卫生组织生存质量量表（World Health Organisation Quality of Life Scale Brief Version，WHOQOL-BREF）是对生活质量的评估，评估包括生理、心理、社会关系和环境等方面。分数越高表明生活质量越高。

在临床实践和研究中还有许多其他的量表评估。本书稿没有制定一份明确的量表清单，而是对纳入研究中所使用的所有结局评价进行分析。表 4-2 包括了常用的量表评价工具。

五、偏倚风险评估

采用 Cochrane 协作网偏倚风险评估工具，对 RCT 研究进行方法学质量评价。临床试验中，偏倚主要分为五种：选择性偏倚、实施偏倚、随访偏倚、测量偏倚和报告偏倚。针对每个部分，根据偏倚风险评估工具的评价标准做出“低风险”“高风险”“不清楚”的判断。其中，低风险表示存在偏倚的可能性很小；高风险则表示存在明显的偏倚，严重削弱对研究结果的信心；不清楚表示根据研究提供的信息，不能判断是否存在潜在偏倚，研究结果可能令人怀疑。偏倚风险评估分别由两名研究人员独立完成评价，不一致处通过与第三方讨论或咨询来解决。

偏倚风险评估内容具体包括以下六个方面：

- 随机序列的产生：详细描述随机分配序列产生的方法，以便评估不同分配组之间是否具有可比性。低风险包括随机时使用随机数字表、计算机统计软件产生随机数字等；高风险则指以奇数 / 偶数，生日或入院日期等非随机序列进行分组。
- 分配方案的隐藏：详细的描述隐藏分配序列的方法，以决定干预的分配在纳入之前或纳入过程中是否可见。低风险包括中央随机化，密封信封等；高风险包括根据开放的随机序列等。
- 对受试者和试验人员实施盲法：描述对受试者和试验人员施盲的方法，此外，必须判断研究提供的盲法细节的有效性。若从细节中可确定对受试者和试验人员实施了盲法，则判断为低风险；若未设置盲法或盲法设置不当，则判定为高风险。
- 对结局评价者设盲：描述所有对结局评价者施盲的方法。此外，必须判断研究提供的盲法细节的有效性。若从细节中可确定对结局评价者实施了盲法，则判断为低风险；若未设置盲法或盲法设置不当，则判定为高风险。

- 不完全结局数据：描述每个主要结局指标结果数据的完整性，包括失访、排除分析的数据以及相关的原因。若无缺失数据、缺失数据原因与真实结局不相关、组间缺失均衡或原因相似，则判定为低风险；若为不明原因的数据缺失则判定为高风险。
- 选择性结局报告：具有研究方案，且包括预先确定的结局评价指标。如果研究包括了所发表的研究方案中所有预先确定的结局指标，则被评为低风险；高偏倚风险的研究不包括所有预先指定的结局指标，或者结局指标数据报告不完整。

六、数据分析

采用描述性统计方法对纳入研究的中医证候、中药方剂、单味药、穴位的频率进行分析。如果有两篇以上研究报告了中医证候，则进行频率分析；若两篇以上研究报告了中药方剂及单味药，则分析使用频率前 20 的方剂及单味药；若两篇以上研究报告了具体穴位，则分析使用频率前 10 的穴位。本章节报告的单一中医证候或单个穴位的使用情况，因数据有限仅供读者参考。

统计术语定义见本书附录。二分类变量以相对危险度（relative risk，*RR*）及 95% 可信区间（confidence interval，*CI*）表示，连续性变量以均数差（mean difference，*MD*）及 95%*CI* 表示。所有分析均报告 *RR* 或 *MD* 和 95%*CI*，并使用 I^2 统计法进行异质性检验。I^2 大于 50% 则表明异质性显著。为了探索潜在异质性来源，我们对随机序列产生为低风险的研究进行敏感性分析。根据疗程、中药方剂、对照组类型、病因等进行亚组分析，包括产后抑郁症和更年期抑郁症等。所有纳入研究采用随机效应模型进行分析，充分考虑所纳入研究内和纳入研究之间可能遇到的临床异质性，以及纳入研究之间治疗效果的差异。

七、GRADE 评价

采用 GRADE（Grading of Recommendations Assessment，Development and

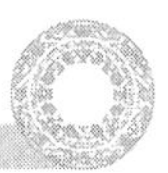

Evaluation）的证据评价方法来评估重要结局指标的证据质量。GRADE 采用证据总结呈现的结构化程序，对系统评价中的证据质量进行总结和评级。结果以证据总结表的形式呈现。这个总结结果为中医治疗抑郁症的结局评价提供了一个重要的概述。

成立由系统评价研究人员、中医临床医师、中西医结合医师、西医临床医师、方法学家和统计学家等组成的专家小组，来评价证据质量。评估内容包括治疗组重要的干预措施（例如：中药、针灸）、规范的对照措施、重要的结局指标等。证据评价专家小组对结果进行整理，并根据评分和讨论，对证据总结表中的内容达成共识。

结局指标的证据质量主要通过 GRADE 方法评价研究中是否存在如下 5 个方面的问题：

- 研究设计的局限性（偏倚风险评估）。
- 结果的不一致性（难以解释的异质性）。
- 证据的间接性（包括研究间的人群、干预措施、对照措施、预期结局是否存在间接性）。
- 不精确性（结果的不确定性）。
- 发表偏倚（选择性发表偏倚）。

上述因素如果有一个出现，则会降低结局指标证据质量相应的等级。此外，GRADE 评价方法还有 3 个提升证据质量等级的因素，即：效应值很大、存在剂量 - 效应关系、可能的混杂因素会降低疗效，但它们多用于观察性研究，例如：队列研究、病例 - 对照研究、自身前后对照研究、时间序列研究等。由于本专著仅纳入了 RCT 研究，因此无须评价这些提升证据质量等级的因素。

治疗建议也可以使用 GRADE 进行评估，但由于中医实践的多样性，治疗建议未包含在证据总结表中。因此，读者应参照实际的临床实践情况来解读证据。还应注意的是，GRADE 要求对证据质量作出判断，并进行一些主观评估。

GRADE 证据质量等级分为四级：

1. 高质量：我们非常确信真实的效应值接近估计值。

2. 中等质量：我们对效应估计值有中等程度的信心，真实值有可能接近估计值，但仍存在两者很不相同的可能性。

3. 低质量：我们对效应估计值的确信程度有限，真实值可能与估计值大不相同。

4. 极低质量：我们对效应估计值几乎没有信心，真实值很可能与估计值大不相同。

参考文献

1. BECK A T, STEER RA, BALL R, RANIERI W. Comparison of Beck Depression Inventories-IA and -Ⅱ in psychiatric outpatients [J]. J Pers Assess, 2010, 67 (3): 588-597.
2. HARPER H, POWER M, GROUP T W. Development of the World Health Organization WHOQOL-BREF quality of life assessment [J]. Psychol Med, 1998, 28 (3): 551-558.

第五章 中药治疗抑郁症的临床研究证据

导语：中药改善抑郁症及其相关症状的作用已经得到了应用和研究。本章评估了121项使用中药治疗抑郁症的临床研究，共包含106种方剂和145种药物。随机对照试验Meta分析显示，中药可为抑郁症患者在改善抑郁症状和躯体症状等方面提供有前景的益处。此外，中药治疗抑郁症具有良好的安全性和耐受性。

用于治疗抑郁症的中药剂型主要是口服制剂，如煎剂、颗粒剂、口服液、片剂和胶囊。已经有许多种不同的中药组方和方剂被用于治疗抑郁症。本章将介绍中药治疗抑郁症临床试验中最常探讨研究的组方和方剂。

一、现有系统评价证据

8篇系统评价和Meta分析评估了中药单独治疗或联合常规西医治疗抑郁症的疗效。

2009年，Zhao等人（Zhao，Wan & Chen，2009）回顾分析了所有用于治疗抑郁症的中药类型，共纳入18项随机对照试验（RCT）（*n*=1 260）。结果显示，与单用常规药物、常规药物联合其他疗法，或安慰剂相比，中药在改善抑郁症严重程度方面并没有明显优势。

2013年，Butler等人报告了中药治疗抑郁症的相关证据，他们对已发表的系统评价进行分析，并进行了系统评价的更新。此项研究共纳入既往发表的5篇系统评价。这些系统评价重点探讨了逍遥散、加味逍遥散和柴胡疏肝散等中药方剂。在英文数据库中发表的另一篇补充替代医学系统评价中纳入了 8 项研究（*n*=756），该系统评价的作者发现，尽管大部分研究提到了随机化，但并未描述随机化的相关细节。此外，他们还指出了这些研究在方法学和数据报告方面具有局限性。因此，中药治疗抑郁症的疗效尚未得到明确证实。

2014 年，Yeung 等人报告了中药用于抑郁症、心境恶劣、各类心境障碍等的疗效和安全性。此项系统评价共纳入 296 项研究（*n*=24 867），包括 345 种中药方剂。大部分方剂为标准方剂，还有大约三分之一的方剂依据患者症状和中医证候进行了个体化的辨证论治。最常用的方剂包括逍遥散、柴胡疏肝散和甘麦大枣汤。最常用的中药为柴胡、白芍和茯苓。该系统评价采用改良 Jadad 量表和 Cochrane 评价工具评估纳入研究的研究质量。然而，大部分研究的方法学质量欠佳。Meta 分析表明，中药优于安慰剂。以汉密尔顿抑郁量表（HAMD）作为疗效评价指标，中药（单独使用或联合其他疗法）与抗抑郁药物相比，疗效无显著差异。从安全性来看，中药引发的不良事件少于抗抑郁药；安慰剂与中药在不良事件例数上无显著差异；与单独使用抗抑郁药相比，中药联合抗抑郁药引发的不良事件较少。作者指出，尽管中药治疗抑郁症的总体结果是良好的，但要确定中药对抑郁症的疗效还为时过早，因为目前只有少数高质量的研究发表。

2014 年，Yeung 等人回顾分析了甘麦大枣汤单独使用或联合其他疗法对抑郁症及合并他病的抑郁症（如糖尿病合并抑郁症、卒中后抑郁症）的疗效及安全性。此项研究纳入 10 项 RCTs，共 968 名受试者。主要结局指标为有效率和自评或临床医师评定的抑郁症严重程度量表评分。结果表明，甘麦大枣汤联合抗抑郁药可提高临床疗效，降低不良事件发生率。从安全性来看，甘麦大枣汤的不良事件少于抗抑郁药。然而，作者指出，未来应当使用更适合的研究方法，进一步开展高质量的临床研究，因为甘麦大枣汤相关研究的数量较少，可对比的效应量较小。

Yeung 等人还发表了一篇关于抑郁症中医辨证论治的系统评价。该研究是上述两篇系统评价的一部分。共纳入 61 项研究，包含 2 504 名受试者。共有 27 个不同的抑郁症中医证候，其中最常见的 4 个证型是肝气郁结证、肝郁脾虚证、心脾两虚证和肝郁证。作者仅分析了 42 项研究中所探讨的这 4 种最常见中医证候。逍遥散和柴胡疏肝散主要用于肝气郁结证、肝郁脾虚证和肝郁气滞证。白芍和柴胡是最常用的中药。结果表明，并无充分证据证明特定方剂

在治疗特定中医证候方面具有优于其他方剂的疗效。作者认为主要原因在于只有极少数研究探讨了抑郁症的中医辨证论治，并且这些研究的方法学质量偏低。

2014 年，Jun 等人展开了一项系统评价和 Meta 分析，评价甘麦大枣汤治疗抑郁症的疗效和安全性。本项研究纳入了各类抑郁症，包括卒中后抑郁症、产后抑郁症、围绝经期抑郁症及老年抑郁症等。共纳入 13 项 RCTs。研究结果显示，除卒中后抑郁症以外，甘麦大枣汤治疗其他任何类型抑郁症的疗效并不优于抗抑郁西药，尽管证据显示具有高风险偏倚。

2014 年，Peng 等人回顾分析了乌灵胶囊用于卒中后抑郁症的研究。共纳入 16 项研究，包含 1 378 名受试者。其中大部分研究的方法学质量被判定为中等。对 HAMD 评分、有效率和不良事件等结局评价指标进行了 Meta 分析。结果表明，乌灵胶囊单独使用或联合其他药物治疗均具有疗效。乌灵胶囊联合抗抑郁药的疗效优于单独使用抗抑郁药治疗，并且可减少不良事件的发生。作者提出，未来应当展开设计严谨的大样本量临床试验研究，以进一步证实这些结果。

2015 年，Ren 等人回顾分析了中药与氟西汀用于原发性抑郁症、卒中后抑郁症和其他继发性抑郁症的研究。共纳入 26 项研究，包含 3 294 名受试者。结果显示，在减少 HAMD 评分方面，中药与氟西汀（20mg/d）效果相当，但中药的不良事件少于氟西汀。然而，作者指出，还不能够证实中药对抑郁症的疗效和安全性，因为高质量的研究极少，并且所纳入的研究具有风险偏倚。

二、临床研究文献筛选

数据库检索发现 26 919 篇文献。除重并排除不符合研究纳入标准的文献后，系统评价最终纳入 121 项中药治疗抑郁症的临床研究，共包含 10 056 名受试者（图 5-1）。在纳入研究中，104 项研究为随机对照试验（RCT）（H1~H104），4 项研究为非随机对照试验（CCT）（H105~H108），13 项研究为无对照研究（NCS）（H109~H121）。所有研究均在中国进行。本项研究对 RCTs

和 CCTs 用 Meta 分析进行中药疗效评价；对无对照研究进行综述总结和描述，但其结果未纳入 Meta 分析。

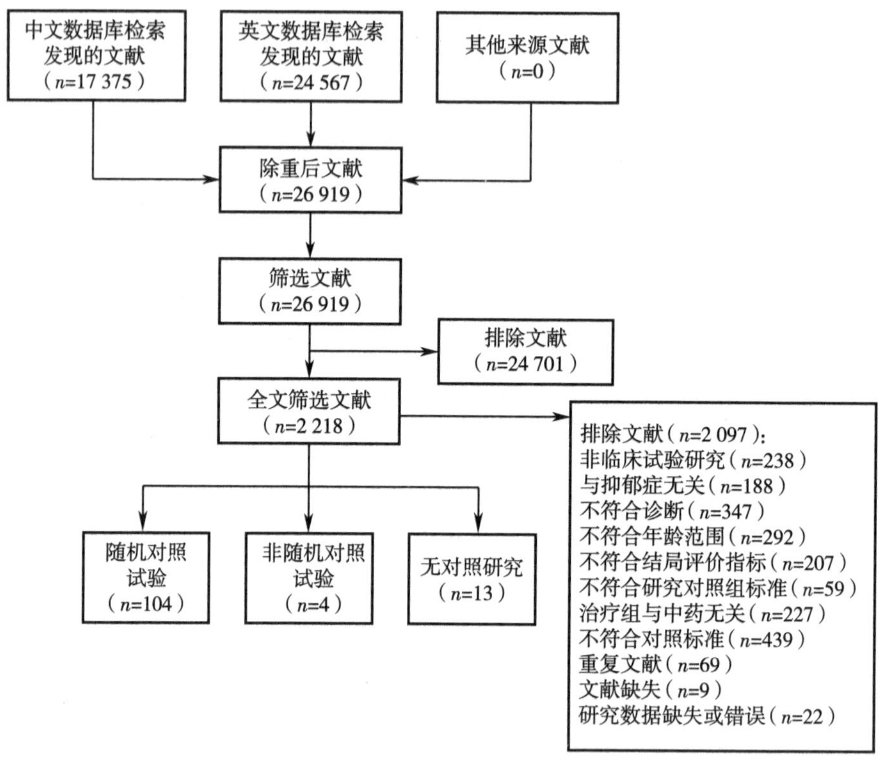

图 5-1　中药研究遴选过程流程图

受试者的年龄为 18~65 岁。抑郁症平均病程为 2 周至 15 年。所有研究均纳入和评估原发性抑郁症，未纳入合并他病或继发性抑郁症（如卒中后抑郁症）。在描述中医证候的研究中，最常见的证候是肝气郁结证。其他常见证候包括心脾两虚、肝郁脾虚、气郁化火、痰郁、忧思扰心和心肾不交等证型。

三、中药治疗的临床研究证据

73 项研究（H2、H6~H10、H12~H14、H21、H24、H27、H30~H34、H37、H39~H41、H45、H47、H49~H52、H55、H57~H60、H63、H64、H66、H67、H69、

H70、H72、H75、H77、H82~H84、H86、H88、H90、H91、H93、H95~H101、H103、H104、H105、H106、H109~H121）评估了中药单独使用的疗效。48 项研究（H1、H3~H5、H11、H15~H20、H22、H23、H25、H26、H28、H29、H35、H36、H38、H42~H44、H46、H48、H53、H54、H56、H61、H62、H65、H68、H71、H73、H74、H76、H78~H81、H85、H87、H89、H92、H94、H102、H107、H108）评估中药联合西医常规治疗（包括药物疗法和心理疗法）的疗效。所有中药治疗均是口服。口服制剂类型包括煎剂、口服液、胶囊、颗粒剂、丸剂和片剂等。本研究共探讨了 106 种方剂和 145 种中药。最常用的方剂包括柴胡疏肝散（7 项研究）、丹栀逍遥散（4 项研究）、逍遥散 / 丸（4 项研究）、补肾疏肝化瘀汤（2 项研究）、安神定志汤（2 项研究）和加味逍遥胶囊（2 项研究）。最常用的中药包括柴胡（88）、茯苓 / 茯神（76）、芍药（69）、甘草（68）和郁金（46）。对照组包括安慰剂组、抗抑郁药物疗法和 / 或心理疗法组。

（一）中药的随机对照试验

1. 基本特征

检索筛选出 104 项符合本研究纳入标准的 RCTs，评价中药治疗抑郁症的疗效和安全性（H1~H104）。其中 57 项研究（H2、H6~H10、H12~H14、H21、H24、H27、H30~H34、H37、H39~H41、H47、H49~H52、H55、H57~H60、H63、H64、H66、H67、H69、H70、H72、H75、H77、H82~H84、H86、H88、H90、H91、H93、H95~H101、H103、H104）的治疗组只使用中药疗法，43 项研究（H3、H4、H11、H15~H17、H19、H20、H22、H23、H25、H26、H28、H29、H35、H36、H38、H42~H44、H46、H48、H53、H54、H56、H61、H62、H65、H68、H71、H73、H74、H76、H78~H81、H85、H87、H89、H92、H94、H102）评价了中药联合抗抑郁药（中西医结合治疗），2 项研究（H5、H18）评价了中药联合抗抑郁药和心理治疗（中西医结合治疗），1 项研究（H1）评价了中药联合心理治疗（中西医结合治疗）。其中，2 项 RCTs（H103 和 H104）共设置 3 个治疗组：中药单独治疗组、针灸单独治疗组、中药联合针灸治疗组；1 个对照组：抗抑郁药组。所纳入研究对照组包括安慰剂组、抗抑郁药组、心理治疗组和抗抑郁药联合心理治疗组。

这些 RCTs 共纳入 9 186 名受试者，受试者年龄为 18 至 65 岁，治疗时间为 1 周至 12 周。这些 RCTs 共评估了 94 种方剂(88 种具有方剂名称,6 种不具有方剂名称)。最常用的方剂为逍遥散 / 丸,有 4 项研究对其疗效和安全性予以了报道(表 5-1)。共计 139 种中药,其中最常用的是柴胡(表 5-2)。

表 5-1　随机对照试验常用的口服方剂

常用方剂	研究数量	方剂组成
逍遥散 / 丸	4	柴胡,当归,白芍,茯苓,白术,薄荷,生姜,甘草(H50、H74、H80、H104)
柴胡疏肝散	3	柴胡,白芍,香附,枳壳,陈皮,川芎,甘草(H46、H58、H90)
丹栀逍遥散	3	柴胡,当归,白芍,茯苓,白术,牡丹皮,栀子,甘草(H34、H35、H51)
补肾疏肝化瘀汤	2	仙茅,淫羊藿,女贞子,墨旱莲,柴胡,枳壳,川芎,地龙(H67、H84)
安神定志汤	2	1. 柴胡,白术,茯苓,白芍,郁金,远志,百合,石菖蒲,合欢皮,甘草(H23);2. 柴胡,白术,茯苓,白芍,郁金,远志,百合,石菖蒲,合欢皮,甘草,当归(H76)
加味逍遥胶囊	2	柴胡,当归,白芍,白术,茯苓,甘草,牡丹皮,栀子,薄荷(H7、H93)

注:成分见原始研究。某些中药在部分国家不可使用。建议读者遵守相关法规。

表 5-2　随机对照试验常用的口服中药

常用中药	学名	使用频率
柴胡	*Bupleurum chinense* DC.	75［柴胡(73),醋柴胡(2)］
茯苓 / 茯神	*Poria cocos*(Schw.) Wolf	65［茯苓(52),茯神(13)］
芍药	*Paeonia lactiflora* Pall.	58［芍药(3),白芍(53),赤芍(2)］
甘草	*Glycyrrhiza* spp.	57［甘草(36),炙甘草(19),生甘草(2)］
当归	*Angelica sinensis*(Oliv.) Diels	45［当归(44),炒当归(1)］
郁金	*Curcuma* spp.	39
白术	*Atractylodes macrocephala* Koidz.	38［白术(35),炒白术(2),焦白术(1)］

续表

常用中药	学名	使用频率
酸枣仁	*Ziziphus jujuba* Mill.var. *spinosa* (Bunge) Hu ex H. F. Chou	33［酸枣仁(23),炒酸枣仁(10)］
香附	*Cyperus rotundus* L.	32［香附(30),醋香附(1),制香附(1)］
远志	*Polygala tenuifolia* Willd.	29
川芎	*Ligusticum chuanxiong* Hort.	26
石菖蒲	*Acorus tatarinowii* Schott	26
陈皮	*Citrus reticulata* Blanco	24
枳壳	*Citrus aurantium* L.	23
栀子	*Gardenia jasminoides* Ellis	23［栀子(20),炙栀子(1),炒栀子(1),焦栀子(1)］
合欢花 / 合欢皮	*Albizia julibrissin* Durazz.	19［合欢花(4),合欢皮(15)］
半夏	*Pinellia ternata* (Thunb.) Breit.	18［半夏(13),清半夏(1),法半夏(4)］
地黄	*Rehmannia glutinosa* Libosch.	15［生地黄(10),熟地黄(5)］
丹参	*Salvia miltiorrhiza* Bge.	14
党参	*Codonopsis pilosula* Nannf. var. *modesta* (Nannf.) L. T. Shen	13
姜	*Zingiber officinale* Rosc.	12［生姜(8),干姜(1),煨姜(3)］
薄荷	*Mentha haplocalyx* Briq.	12
百合	*Lilium* spp.	11

注：某些中药在部分国家不可使用。建议读者遵守相关法规。

2. 偏倚风险

所有 RCTs 均描述为“随机试验”，但只有 39 项研究(37.50%)描述了恰当的随机序列生成方法。8 项研究(7.69%)清楚地说明了分配隐藏方法，而 96 项研究(92.31%)因为没有提供足够详细的分配方案隐藏信息，偏倚风险被判定为不详。18 项研究(17.30%)对受试者和研究人员实施盲法，被判定为低风险偏倚，但 85 项研究(81.73%)被判定为高风险偏倚。22 项研究(21.15%)

对结局评价者设盲,被判定为低风险偏倚。大部分研究均有完整的结局数据,102 项研究(98.08%)被评定为低风险偏倚。选择性报告结果方面,所有研究均判定为不确定偏倚风险。偏倚风险评估总结如表 5-3 所示。

表 5-3 随机对照试验偏倚风险

偏倚风险评估项目	低风险 /n(%)	不确定 /n(%)	高风险 /n(%)
随机序列生成	39(37.50)	62(59.62)	3(2.88)
分配方案隐藏	8(7.69)	96(92.31)	0(0)
受试者设盲	18(17.30)	1(0.96)	85(81.73)
研究人员设盲	18(17.30)	1(0.96)	85(81.73)
结局评价者设盲	22(21.15)	2(1.92)	80(76.92)
结果数据的完整性	102(98.08)	2(1.92)	0(0)
选择性报告研究结果	0(0)	104(100)	0(0)

3. Meta 分析结果

以下章节将基于结局评价指标总结 Meta 分析的结果。对每一个结局评价指标,按照研究设计的对照类型进行分类分析,研究设计分组如下:中药 vs. 安慰剂,中药 vs. 抗抑郁药,中药 + 抗抑郁药 vs. 抗抑郁药,以及中药 + 心理治疗 vs. 心理治疗等。亚组分析:随机序列生成低风险偏倚的研究,治疗时间(≤ 6 周和 >6 周),对照组抗抑郁药物的类别,对照组不同的抗抑郁药物,各种版本汉密尔顿抑郁量表(HAMD),产后抑郁症和围绝经期抑郁症等。通过实施亚组分析,以探索研究之间的异质性。

(1) 汉密尔顿抑郁量表(HAMD)

104 项研究中共有 85 项研究(*n*=7 702)使用 HAMD 评估抑郁症的严重程度。HAMD 评分较基线分数越低,则说明干预后改善程度越大。对不同分组,Meta 分析评估治疗结束时 HAMD 评分。

1) 中药 vs. 安慰剂

一项 RCT(H69)(*n*=68)对中药和安慰剂进行了比较。治疗时间为 6 周。结果显示,中药优于安慰剂(*MD*–11.6[–15.83,–7.37])。

2）中药 vs. 抗抑郁药

47 项 RCTs（n=4 632）对中药和抗抑郁药进行了比较（H2、H6~H10、H21、H24、H27、H30、H31~H34、H37、H39~H41、H45、H47、H49、H50~H52、H55、H57~H60、H64、H66、H67、H70、H72、H75、H77、H82~H84、H86、H88、H90、H91、H93、H95~H97）。有 5 类药物被用作对照药物，包括选择性 5- 羟色胺再摄取抑制剂（SSRIs）、5- 羟色胺去甲肾上腺素再摄取抑制剂（SNRIs）、三环类抗抑郁药（TCAs）以及四环类药物。具体对照药物包括氟西汀、帕罗西汀、舍曲林、度洛西汀、文拉法辛、丙米嗪和马普替林。治疗时间为 4 至 12 周。研究结果显示中药组的改善幅度大于抗抑郁药组（*SMD*–0.26［–0.40，–0.12］；I^2=80.4%）（表 5-4）。

表 5-4　中药 vs. 抗抑郁药：HAMD EoT

分组	亚组	研究数（受试者数量）	*SMD*［95%*CI*］，I^2/%	纳入研究
抗抑郁药	所有研究	47（4 632）	–0.26［–0.40，–0.12］*；I^2=80.4%	H2、H6~H10、H21、H24、H27、H30、H31~H34、H37、H39~H41、H45、H47、H49、H50~H52、H55、H57~H60、H64、H66~H67、H70、H72、H75、H77、H82~H84、H86、H88、H90、H91、H93、H95~H97
	低 ROB SG	13（1 244）	–0.04［–0.29，0.21］；I^2=73.7%	H7、H10、H24、H27、H34、H37、H51、H60、H77、H83、H86、H93、H95
治疗时间	≤ 6 周	30（2 976）	–0.24［–0.38，–0.09］*；I^2=69.4%	H2、H6、H8、H10、H24、H30~H32、H34、H37、H39、H40、H45、H47、H49~H52、H55、H57~H60、H64、H75、H82、H83、H90、H96、H97

续表

分组	亚组	研究数（受试者数量）	SMD[95%CI]，I^2/%	纳入研究
治疗时间	>6 周	16（1 656）	−0.30[−0.62，0.02]；I^2=89.0%	H7、H9、H21、H27、H33、H41、H66、H67、H70、H72、H77、H84、H86、H88、H91、H93
药物类别	SSRIs	41（4 121）	−0.28[−0.44，−0.13]*；I^2=81.6%	H2、H6、H7、H9、H10、H21、H24、H27、H30、H32、H33、H37、H39~H41、H45、H47、H50~H52、H55、H58~H60、H66、H67、H70、H72、H75、H77、H82~H84、H86、H88、H90、H91、H93、H95~H97
	SNRIs	3（332）	−0.17[−0.64，0.30]；I^2=73.9%	H31、H57、H64
	TCAs	1（47）	−0.63[−1.22，−0.05]*	H8
	四环类	2（132）	0.28[−0.07，0.63]；I^2=0	H34、H49
特异性抗抑郁药	氟西汀	31（3 411）	−0.33[−0.51，−0.14]*；I^2=83.9%	H6、H9、H10、H24、H27、H30、H32、H33、H37、H39~H41、H47、H50~H52、H55、H58~H60、H66、H67、H70、H72、H75、H77、H83、H90、H91、H95、H97
	帕罗西汀	8（518）	−0.12[−0.45.0.22]；I^2=71.4%	H2、H21、H45、H82、H84、H86、H88、H96
	舍曲林	2（192）	−0.20[−0.81，0.41]；I^2=73.6%	H7、H93
	文拉法辛（文拉法辛，缓释）	2（132）	−0.29[−1.13，0.55]；I^2=82.7%	H31、H64

续表

分组	亚组	研究数（受试者数量）	SMD［95%CI］，I^2/%	纳入研究
特异性抗抑郁药	丙米嗪	1（47）	−0.63［−1.22，−0.05］*	H8
	马普替林	2（132）	0.28［−0.07，0.63］；I^2=0	H34、H49
	度洛西汀	1（200）	0.01［−0.27，0.29］	H57
特定抑郁症	产后抑郁症	3（285）	−0.71［−1.41，−0.02］*；I^2=86.3%	H24、H32、H96
	围绝经期抑郁症	5（380）	−0.28［−0.90，−0.34］*；I^2=87.1%	H21、H30、H67、H77、H85
HAMD	HAMD-17	18（1 935）	MD−0.48［−1.13，0.18］；I^2=68.4%	H2、H9、H21、H37、H47、H49、H51、H55、H59、H64、H66、H72、H75、H77、H82、H83、H86、H97
	HAMD-24	20（1 790）	MD−1.10［−2.20，0.00］；I^2=84.2%	H6~H8、H10、H27、H30、H31、H33、H34、H41、H45、H50、H60、H70、H84、H88、H90、H91、H93、H95

注：* 有统计学意义；EoT：治疗结束；ROB：风险偏倚；SG：随机序列生成。

- 亚组分析：随机序列生成低风险偏倚

13 项（n=1 244）被判定为随机序列生成低风险偏倚的研究，亚组分析结果显示中药 vs. 抗抑郁药组间差异无统计学意义（SMD−0.04［−0.29，0.21］；I^2=73.7%）（H7、H10、H24、H27、H34、H37、H51、H60、H77、H83、H86、H93、H95）。

- 亚组分析：治疗时间

30 项研究（n=2 976）的治疗时间为 6 周或小于 6 周，结果显示中药与抗抑郁药进行比较，中药疗效更显著（SMD−0.24［−0.38，−0.09］；I^2=69.4%）（H2、H6、H8、H10、H24、H30~H32、H34、H37、H39、H40、H45、H47、H49~H52、H55、

H57~H60、H64、H75、H82、H83、H90、H96、H97)。16 项 RCTs(n=1 656)的治疗时间大于 6 周，结果显示中药与抗抑郁药物无明显差异(*SMD*-0.30［-0.62,0.02］;I^2=89.0%)(H7、H9、H21、H27、H33、H41、H66、H67、H70、H72、H77、H84、H86、H88、H91、H93)。亚组分析结果显示异质性仍然显著。

- 亚组分析：抗抑郁药类别

47 项 RCTs 中有 41 项 RCTs(n=4 121)使用 SSRIs 作为对照药物(H2、H6、H7、H9、H10、H21、H24、H27、H30、H32、H33、H37、H39~H41、H45、H47、H50~H52、H55、H58~H60、H66、H67、H70、H72、H75、H77、H82~H84、H86、H88、H90~H91、H93、H95~H97)。结果表明，与 SSRIs 相比，中药减轻抑郁症严重程度较显著(*SMD*-0.28［-0.44,-0.13］;I^2=81.6%)。亚组分析结果的异质性仍然显著。1 项包含 47 名受试者的研究(H8)对中药和 TCAs 进行了比较，结果表明中药更具优势(*SMD*-0.63［-1.22,-0.05］)。中药与其他类别抗抑郁药相比疗效无显著差异，包括 SNRIs(H31、H57、H64)和四环类药物(H34、H49)。

- 亚组分析：抗抑郁药物

31 项(n=3 411)研究中，中药改善抑郁症症状的效果优于氟西汀(*SMD*-0.33［-0.51,-0.14］;I^2=83.9%)(H6、H9、H10、H24、H27、H30、H32、H33、H37、H39~H41、H47、H50~H52、H55、H58~H60、H66~H67、H70、H72、H75、H77、H83、H90、H91、H95、H97)。中药与其他药物对比时，统计学无明显差异。研究结果显示异质性仍较高(H2、H7、H8、H21、H31、H34、H45、H49、H57、H64、H82、H84、H86、H88、H93、H96)。

- 亚组分析：产后抑郁症

3 项 RCTs 纳入 285 名产后抑郁症受试者。治疗时间为 4 至 6 周。所有研究用 SSRIs 作为对照药物，包括氟西汀和帕罗西汀。研究结果显示中药较西药疗效更好，但研究异质性显著(*SMD*-0.71［-1.41,-0.02］;I^2=86.3%)(H24、H32、H96)。

- 亚组分析：围绝经期抑郁症

5 项 RCTs 纳入 380 名患有抑郁症的围绝经期女性。治疗时间为 6 至 12

周。研究比较了中药和 SSRIs，包括氟西汀和帕罗西汀。与抗抑郁药相比，中药优于抗抑郁药（*SMD*–0.28［–0.90，–0.34］；I^2=87.1%）（H21、H30、H67、H77、H85）。

- 亚组分析：HAMD 版本

18 项研究（*n*=1 935）使用 HAMD-17 作为结局评价指标，对比中药与抗抑郁药，包括氟西汀、帕罗西汀、文拉法辛和马普替林。治疗时间为 4 至 12 周。结果显示，两者疗效差异无统计学意义（*MD*–0.48［–1.13，0.18］；I^2=68.4%）（H2、H9、H21、H37、H47、H49、H51、H55、H59、H64、H66、H72、H75、H77、H82、H83、H86、H97）。

20 项研究（*n*=1 790）使用 HAMD-24 评估抑郁症的严重程度。对照药物包括 SSRIs、SNRIs、TCAs 及四环类抗抑郁药。治疗时间为 4 至 12 周。结果显示，中药并不优于抗抑郁药，且研究异质性高（*MD*–1.10［–2.20，0.00］；I^2=84.2%）（H6~H8、H10、H27、H30、H31、H33、H34、H41、H45、H50、H60、H70、H84、H88、H90、H91、H93、H95）。

亚组分析结果异质性高的原因尚不清楚。

3）中药联合抗抑郁药 vs. 抗抑郁药：中西医结合

35 项 RCTs（*n*=2 942）评估比较了中药联合抗抑郁药与单独使用抗抑郁药的疗效（治疗组和对照组使用相同的抗抑郁药物）（H3、H11、H16、H17、H19、H23、H25、H26、H35、H36、H38、H42~H44、H46、H48、H53、H54、H56、H61、H62、H65、H68、H71、H73、H74、H76、H79~H81、H85、H87、H89、H92、H94）。抗抑郁药物包括 SSRIs、SNRIs、去甲肾上腺素能和特异性 5- 羟色胺能抗抑郁药（NaSSAs）、TCAs 及四环类。治疗时间为 4 至 12 周。结果显示，中药联合抗抑郁药治疗优于抗抑郁药单独使用治疗（*SMD*–0.95［–1.22，–0.67］；I^2=91.7%）。通过亚组分析探讨异质性（表 5-5）。

- 亚组分析：随机序列生成低风险偏倚

14 项研究（1 155 名受试者）被判定为随机序列生成低风险偏倚。亚组分析显示，与抗抑郁药相比，中药联合抗抑郁药组的抑郁症严重程度减轻。然而，结果显示异质性较高（*SMD*–0.95［–1.26，–0.64］；I^2=83.5%）（H16、H19、H42~H44、H48、H54、H56、H61、H71、H73、H78、H89、H94）。

表 5-5　中药联合抗抑郁药 vs. 抗抑郁药：HAMD EoT

分组	亚组	研究数（受试者数量）	SMD［95%CI］，I^2/%	纳入研究
抗抑郁药	所有研究	35（2 942）	−0.95［−1.22，−0.67］*；I^2=91.7%	H3、H11、H16、H17、H19、H23、H25、H26、H35、H36、H38、H42~H44、H46、H48、H53、H54、H56、H61、H62、H65、H68、H71、H73、H74、H76、H79~H81、H85、H87、H89、H92、H94
	低 ROB SG	14（1 155）	−0.95［−1.26，−0.64］*；I^2=83.5%	H16、H19、H42~H44、H48、H54、H56、H61、H71、H73、H78、H89、H94
治疗时间	≤6 周	21（1 537）	−0.83［−1.16，−0.50］*；I^2=89.1%	H3、H19、H25、H26、H35、H36、H38、H46、H53、H54、H56、H62、H68、H71、H74、H76、H78、H80、H85、H89、H92
	>6 周	15（1 405）	−1.10［−1.57，−0.63］*；I^2=93.8%	H11、H16、H17、H23、H42~H44、H48、H61、H65、H73、H79、H81、H87、H94
药物类别	SSRIs	26（2 173）	−0.89［−1.24，−0.55］*；I^2=92.7%	H11、H16、H17、H25、H26、H35、H38、H42~H44、H53、H61、H65、H68、H71、H73、H74、H76、H78~H81、H87、H89、H92、H94
	SNRIs	4（314）	−0.89［−1.52，−0.27］*；I^2=85.3%	H3、H23、H46、H56

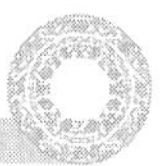

续表

分组	亚组	研究数（受试者数量）	SMD[95%CI]，I^2/%	纳入研究
药物类别	TCAs	2(186)	−1.50[−3.56,−0.56]*；I^2=97.3%	H54、H85
	Tetracyclics	1(74)	−1.08[−1.57,−0.59]*；I^2=0	H19
	NaSSA	3(195)	−1.04[−1.76,−0.33]*；I^2=80.6%	H36、H48、H62
特异性抗抑郁药	西酞普兰	2(160)	−0.72[−1.23,−0.21]*；I^2=60.3%	H42、H94
	依他普仑	1(68)	−0.66[−1.14,−0.17]*	H11
	氟西汀	10(759)	−0.90[−1.68,−0.11]*；I^2=95.8%	H17、H25、H26、H53、H68、H74、H78、H87、H89、H92
	帕罗西汀	8(814)	−0.92[−1.51,−0.34]*；I^2=93.2%	H38、H44、H61、H65、H71、H73、H79、H80
	舍曲林	5(372)	−0.99[−1.43,−0.55]*；I^2=75.3%	H16、H35、H43、H76、H81
	文拉法辛	2(139)	−1.00[−2.15,0.160]*；I^2=90.3%	H3、H46
	马普替林	1(74)	−1.08[−1.57,−0.59]*	H19
	度洛西汀	2(175)	−0.80[−1.74,0.14]；I^2=87.9%	H23、H56
	米氮平	3(195)	−1.04[−1.76,−0.33]*；I^2=80.6%	H36、H48、H62
	多塞平	1(104)	−2.55[−3.08,−2.03]*	H54
	氯米帕明	1(82)	−0.46[−0.90,−0.02]*	H85
特定抑郁症	产后抑郁症	6(511)	−0.93[−1.58−0.27]*；I^2=91.5%	H26、H43、H54、H62、H74、H89
	围绝经期抑郁症	1(72)	MD−1.16[−2.34,0.02]	H78

续表

分组	亚组	研究数（受试者数量）	SMD［95%CI］,I^2/%	纳入研究
HAMD	HAMD-17	21（1 683）	MD−3.07［−3.80,−2.35］*；I^2=74.3%	H3、H11、H19、H25、H26、H35、H36、H38、H44、H53、H54、H62、H65、H71、H73、H74、H80、H81、H85、H89、H94
	HAMD-24	10（847）	MD−2.15［−3.23,−1.06］*；I^2=86.6%	H23、H42、H43、H46、H48、H56、H78、H79、H87、H92

注：* 有统计学意义。EoT：治疗结束；ROB：风险偏倚；SG：随机序列生成。

- 亚组分析：治疗时间

21 项研究（n=1 537）的治疗时间为 6 周或小于 6 周，15 项研究（n=1 405）的治疗时间大于 6 周。与单独使用抗抑郁药相比，中药联合抗抑郁药物治疗可改善抑郁症（≤ 6 周：SMD−0.83［−1.16，−0.50］；I^2=89.1%（H3、H19、H25、H26、H35、H36、H38、H46、H53、H54、H56、H62、H68、H71、H74、H76、H78、H80、H85、H89、H92），以及（>6 周：SMD−1.10［−1.57，−0.63］；I^2=93.8%）（H11、H16、H17、H23、H42~H44、H48、H61、H65、H73、H79、H81、H87、H94）。

- 亚组分析：抗抑郁药类别

在 26 项研究（n=2 173）（H11、H16、H17、H25、H26、H35、H38、H42~H44、H53、H61、H65、H68、H71、H73、H74、H76、H78~H81、H87、H89、H92、H94）中，中药联合 SSRIs 类抗抑郁药物治疗优于单独使用 SSRIs 治疗（SMD−0.89［−1.24，−0.55］；I^2=92.7%）。4 项共纳入 314 名受试者的研究（H3、H23、H46、H56）使用了中药联合 SNRIs，结果显示，中药联合治疗优于单独使用 SNRIs 治疗（SMD−0.89［−1.52，−0.27］；I^2=85.3%）；3 项共纳入 195 名受试者的研究（H36、H48、H62）结果显示，中药联合 NaSSAs 治疗优于单独使用 NaSSAs 治疗（SMD−1.04［−1.76，−0.33］；I^2=80.6%）。但是，2 项共纳入 186 名受试者的研究结果显示，中药联合 TCAs 治疗与单独使用 TCAs 治疗相比无统计学意义（SMD−1.50［−3.56，−0.56］；I^2=97.3%）（H54、H85）。

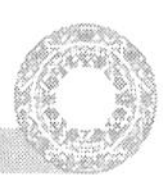

● 亚组分析：抗抑郁药

在5项共纳入372名受试者的研究中，与单独使用舍曲林相比，中药联合舍曲林减轻抑郁症严重程度更显著（*SMD*-0.99［-1.43，-0.55］；I^2=75.3%）（H16、H35、H43、H76、H81）。4项研究使用中药联合文拉法辛（H3、H46）或度洛西汀（H23、H56），但未发现干预组与对照组之间的疗效有差异。

● 亚组分析：产后抑郁症

6项RCTs共纳入511名产后抑郁症患者。治疗时间为4至8周，对照药物包括TCAs，SSRIs和NaSSAs。1项有104名受试者参与的研究（H54）采用中药安慰剂和多虑平作为对照药物。研究结果显示，中药联合西药治疗优于单独使用抗抑郁药治疗（*SMD*-0.93［-1.58，-0.27］；I^2=91.5%），但研究异质性较高（H26、H43、H54、H62、H74、H89）。

● 亚组分析：围绝经期抑郁症

1项有72名受试者参与的研究（H78）评估了中药联合西药治疗围绝经期抑郁症的疗效，氟西汀作为对照药物。治疗时间为4周。结果显示，两组疗效差异无统计学意义（*MD*-1.16［-2.34，0.02］）。

● 亚组分析：HAMD版本

21项RCTs（*n*=1 683）使用HAMD-17。结果显示，中药联合抗抑郁药物治疗与单独使用抗抑郁药治疗相比疗效更优（*MD*-3.07［-3.80，-2.35］；I^2=74.3%）（H3、H11、H19、H25、H26、H35、H36、H38、H44、H53、H54、H62、H65、H71、H73、H74、H80、H81、H85、H89、H94）。

共有10项RCTs（*n*=847）使用HAMD-24。研究结果显示，中药联合抗抑郁药治疗与单独使用抗抑郁药治疗相比可带来更多益处（*MD*-2.15［-3.23，-1.06］；I^2=86.6%）（H23、H42、H43、H46、H48、H56、H78、H79、H87、H92）。

在Meta分析中，统计学异质性的原因无法确定。

4）中药+抗抑郁药+心理治疗 vs. 抗抑郁药+心理治疗

1项RCT（H18）招募了60名受试者，比较中药、抗抑郁药和心理治疗联合疗法与抗抑郁药和心理治疗联合疗法。结果显示，治疗组优于对照组（*MD*-0.96［-1.50，-0.43］）。

(2) 抑郁自评量表(SDS)

抑郁自评量表(SDS)用于评估抑郁和躯体症状。总分为 20~80 分,分数越低,表示抑郁严重程度越小。

1) 中药 vs. 抗抑郁药

7 项 RCTs(n=420)使用了 SDS 进行评估。治疗时间为 3 至 9 周。其中 5 项研究使用 SSIRs 类抗抑郁药物(包括氟西汀和帕罗西汀)作为对照药物,2 项研究用丙米嗪和马普替林作为对照药物。1 项研究(H51)对中药 + 马普替林安慰剂和马普替林 + 中药安慰剂进行了比较。研究结果显示,治疗结束时中药优于抗抑郁药(*MD*−2.01[−3.00,−1.02];I^2=19.0%)(H8、H39、H51、H55、H66、H82、H91)。

按抗抑郁药物类别实施的亚组分析结果显示 5 项研究(n=307)中,中药优于 SSRIs 类药物(*MD*−1.63[−2.68,−0.57];I^2=10.0%)(H39、H55、H66、H82、H91)。此外,其中 3 项研究(n=144)对中药和氟西汀进行了比较。结果显示,中药优于氟西汀(*MD*−1.88[−2.66,−1.10];I^2=0)(H39、H55、H66)。

2) 中药联合抗抑郁药 vs. 抗抑郁药

2 项 RCTs(n=214)显示,与抗抑郁药相比,中药联合抗抑郁药可降低 SDS 总分(*MD*−7.25[−8.48,−6.02];I^2=0)(H15、H17)。

(3) 蒙哥马利 - 艾森贝格抑郁评定量表(MADRS)

MADRS 评分为 0 至 60 分。分数越低,说明抑郁症状严重程度越小。

1) 中药 vs. 抗抑郁药

1 项有 62 名受试者参与的 RCT 研究采用 MADRS 进行评估(H64)。治疗时间为 6 周。文拉法辛缓释剂为对照药物。治疗结束时,两组之间无显著差异(*MD* 0.60[−0.54,1.74])。

2) 中药联合抗抑郁药 vs. 抗抑郁药

1 项有 113 名受试者参与的 RCT 研究对比了中药 + 文拉法辛联合治疗和文拉法辛单独使用 8 周后的治疗结果(H20)。结果显示,联合治疗组改善抑郁症的程度大于文拉法辛单独使用组(*MD*−0.70[−0.94,−0.46])。

(4) 爱丁堡产后抑郁量表(EPDS)

爱丁堡产后抑郁量表(EPDS)共 10 个条目,用于确定女性是否有产后抑

郁症。分数越低，表示抑郁症症状越轻。

1）中药 vs. 安慰剂

1 项纳入 60 名受试者的研究显示，中药优于安慰剂（*MD*–2.67［–3.91，–1.43］）（H63）。

2）中药 vs. 抗抑郁药

1 项研究（*n*=150）对比了中药与氟西汀使用 6 周后的结果，显示中药优于氟西汀（*MD*–1.95［–3.30，–0.60］；I^2=0）（H32）。

3）中药联合抗抑郁药 vs. 抗抑郁药

1 项有 98 名受试者参与的研究对中药联合阿米替林治疗和单独使用阿米替林治疗进行了比较。6 周治疗后，结果显示中药联合阿米替林疗效更优（*MD*–3.37［–5.29，–1.45］；I^2=0）（H29）。

4）中药联合心理治疗 vs. 心理治疗

1 项 RCT（*n*=49）对中药联合心理治疗和单独使用心理治疗进行了比较。结果显示，治疗 12 周后，中药联合心理治疗的疗效明显（*MD*–2.00［–3.16，–0.840］；I^2=0）（H1）。

（5）有效率

有效率是一种评估临床治疗效果的方法。有效率的定义尚未标准化。但是，在《中医病证诊断疗效标准》中，有一条通用的疗效标准。它将疗效分为 3 类：①治愈——抑郁症状和伴随症状消失；②改善——抑郁症状和伴随症状改善；③无效——症状无变化。纳入的研究中，5 项 RCTs 研究使用中医疗效标准评估治疗有效率。

1）中药 vs. 抗抑郁药

2 项研究（*n*=174）结果显示，接受中药治疗的受试者改善抑郁症的可能性比接受抗抑郁药治疗的受试者高 2.93 倍（*RR* 2.93［1.55，5.53］；I^2=0）（H12、H13）。

2）中药联合抗抑郁药 vs. 抗抑郁药

2 项 RCTs（*n*=160）对中药联合抗抑郁药和单独使用抗抑郁药进行了比较。1 项研究用艾司西酞普兰作为对照药物，治疗时间为 8 周。而另 1 项研究用米氮平和维生素 D 作为对照药物，治疗时间为 6 周。汇总结果显示，两组之间疗效差异无统计学意义（*RR* 1.59［0.70，3.62］；I^2=7.5%）（H11、H62）。

3）中药联合心理治疗 vs. 心理治疗

1 项有 49 名受试者参与的 RCT 研究对中药联合心理治疗和单独使用心理治疗进行了有效率的比较。治疗时间为 12 周。结果显示，两组之间疗效差异无统计学意义（*RR* 2.24［0.66，7.68］）（H1）。

4. GRADE 评估

用 GRADE 评估 RCTs 证据的级别和质量。按第四章描述的共识过程选择主要的治疗组、对照组和主要结局评价指标，包括：中药 vs. 抗抑郁药（表 5-6）以及中药联合抗抑郁药 vs. 抗抑郁药（表 5-7）。

中药对比抗抑郁药的证据质量为低至中等（表 5-6）。中药联合抗抑郁药对比单独使用抗抑郁药的证据为低质量（表 5-7）。基于临床医师评定的和自评的抑郁严重程度量表，研究结果显示，口服中药单独使用或联合抗抑郁药物使用均可减轻抑郁症严重程度。

表 5-6　GRADE：中药 vs. 抗抑郁药

结局评价指标	受试者数量（研究数量）	证据质量（GRADE）	预期效应	
			抗抑郁药	中药
汉密尔顿抑郁量表（HAMD） 治疗时间：平均 6.74 周	4 632 （47RCTs）	⊕⊕○○ 低[1,2]	—	*SMD*-0.26 ［-0.12，-0.40］
抑郁自评量表（SDS） 范围：20~80 分 治疗时间：平均 5.71 周	420 （7RCTs）	⊕⊕⊕○ 中[1]	平均 SDS 评分为 40.16 分	*MD*-2.01 ［-3，-1.02］
不良事件	2 323 （21RCTs）	中药组共出现 339 例不良事件。最常见的为口干（57 例）、便秘（32 例）和食欲缺乏（23 例）。抗抑郁药组共出现 734 例不良事件。最常见的为口干（139 例）、便秘（75 例）和震颤（36 例）。与抗抑郁药相比，中药显著改善 SERS 评分（*MD*-3.64［-4.72，-2.56］；I^2=9.9%），说明其不良反应较少		

续表

研究参考文献
汉密尔顿抑郁量表(HAMD):H2、H6~H10、H21、H24、H27、H30、H31~H34、H37、H39~H41、H45、H47、H49、H50~H52、H55、H57~H60、H64、H66~H67、H70、H72、H75、H77、H82~H84、H86、H88、H90~H91、H93、H95~H97。 抑郁自评量表(SDS):H8、H39、H51、H55、H66、H82、H91。 不良事件:H6、H7、H14、H24、H27、H30、H32、H33、H41、H47、H49、H57、H60、H70、H77、H88、H90、H96、H98、H99、H101。

注:[1] 随机序列生成和分配方案隐藏信息尚不清楚,缺乏受试者及研究人员的设盲。

[2] 统计学上的异质性高。

治疗组的危险度(95% 置信区间)基于对照组假定的危险度以及治疗组相对效应(95% 置信区间)。

表 5-7　GRADE:中药联合抗抑郁药 vs. 抗抑郁药

结局评价指标	受试者数量(研究数量)	证据质量(GRADE)	预期效应	
			抗抑郁药	中药联合抗抑郁药
汉密尔顿抑郁量表(HAMD) 治疗时间:平均6.5周	2 942 (35RCTs)	⊕⊕○○ 低[1,2]	—	*SMD*-0.95 [-1.22,-0.67]
抑郁自评量表(SDS) 范围:20~80分 治疗时间:平均9周	214 (2RCTs)	⊕⊕○○ 低[1,3]	平均SDS评分为51.65分	*MD*-7.25 [-8.48,-6.02]
不良事件	1 694 (21RCTs)	中药联合抗抑郁药物治疗组共出现257例不良事件。最常见的为便秘(32例)、口干(29例)和恶心呕吐(28例)。抗抑郁药组共出现409例不良事件。最常见的为便秘(58例)、口干(45例)和恶心呕吐(36例)。与抗抑郁药组相比,中药联合抗抑郁药物治疗组显著改善TESS评分(*MD*-2.50[-3.59,-1.41];I^2=98.3%),说明其不良事件较少		

续表

研究参考文献 汉密尔顿抑郁量表(HAMD):H3、H11、H16~H17、H19、H23、H25~H26、H35~H36、H38、H42~H44、H46、H48、H53~H54、H56、H61~H62、H65、H68、H71、H73~H74、H76、H79~H81、H85、H87、H89、H92、H94。 抑郁自评量表(SDS):H15、H17。 不良事件:H4、H16~H17、H19、H22~H23、H28~H29、H38、H42~H44、H46、H56、H61、H68、H73、H78、H80~H81、H102。

注:[1] 随机序列生成和分配方案隐藏信息尚不清楚,缺乏受试者及研究人员的设盲。

[2] 统计学上的异质性高。

[3] 样本量小。

治疗组的危险度(95% 置信区间)基于对照组假定的危险度以及治疗组相对效应(95% 置信区间)。

5. 口服中药的随机对照试验研究证据

104 项 RCTs 中共报告了 88 种有名称的口服中药方剂和 6 种无名称的方剂。以下将介绍在研究中最常使用的 10 种口服方剂,这些方剂至少在 2 项以上的研究中使用过。

(1) 逍遥散 / 丸

4 项研究(H50、H74、H80、H103)对逍遥散 / 丸进行了评估。其中 3 项研究(H50、H74、H80)的 HAMD 结果纳入 Meta 分析。2 项研究(H74、H80)使用 TESS 量表评估不良事件。2 项研究(H80、H103)计算了治疗组和对照组的不良事件。

1) HAMD

1 项 48 名受试者参与的研究结果显示,逍遥散与氟西汀相比可降低抑郁症严重程度,但没有统计学意义(*MD*−0.95 [−2.47, −0.50])(H50)。2 项研究(n=108)的治疗组是逍遥丸联合抗抑郁药,研究发现其优于抗抑郁药单独使用(*MD*−1.23 [−2.81, −0.35];I^2=0)(H74、H80)。

2) TESS

2 项研究(n=108)发现,逍遥丸在 TESS 评估方面优于抗抑郁药(*MD*−0.45 [−0.70, −0.19];I^2=0)(H74、H80)。

3）不良事件

1 项研究（n=62）对逍遥丸联合帕罗西汀与帕罗西汀单独使用进行了比较，并报告了不良事件（AEs）（H80）。逍遥丸联合帕罗西汀组共发生 10 例不良事件，包括恶心呕吐（3）、头晕头痛（2）、口干（1）、便秘（1）、嗜睡（1）、视物模糊（1）和震颤（1）。抗抑郁药组共发生 30 例不良事件，包括视物模糊（12）、恶心呕吐（6）、口干（3）、头晕头痛（3）、便秘（2）、嗜睡（2）和震颤（2）。1 项具有 2 个治疗组和 1 个对照组的研究（n=87）对逍遥散和安慰剂进行了比较，其中中药组报告了 1 例不良事件——腹胀（1）。

（2）柴胡疏肝散

3 项研究（H46、H58、H89）对柴胡疏肝散的疗效和安全性进行了评价。

1）HAMD

1 项研究（n=60）报道了柴胡疏肝散比氟西汀更有效（MD–2.80［–4.35，–1.25］）（H58）。2 项研究（n=150）显示，柴胡疏肝散联合抗抑郁药（文拉法辛、氟西汀）优于抗抑郁药单独使用（MD–0.39［–0.72，–0.07］，I^2=0）（H46、H89）。

2）不良事件

1 项研究（n=63）比较了柴胡疏肝散联合文拉法辛与文拉法辛单独使用（H46）。柴胡疏肝散联合文拉法辛治疗组报告了 24 例不良事件，包括发汗（6）、便秘（5）、高血压（3）、头痛（3）、恶心呕吐（2）、失眠（2）、嗜睡（1）、口干（1）和视物模糊（1）。文拉法辛单独使用组共发生 72 例不良事件，包括便秘（16）、发汗（15）、头痛（9）、失眠（6）、嗜睡（6）、高血压（6）、口干（4）、恶心呕吐（4）、视物模糊（3）和震颤（3）。

（3）丹栀逍遥散

3 项研究（H34~H35、H51）对丹栀逍遥散的疗效和安全性进行了评价。

1）HAMD

2 项研究（n=132）显示，丹栀逍遥散在减轻抑郁症严重程度方面并不优于马普替林（SMD 0.28［–0.07，–0.63］，I^2=0）（H34、H51）。然而，另 1 项有 80 名受试者参与的研究显示，丹栀逍遥散与舍曲林联合使用优于舍曲林单独使用（MD–2.7［–3.41，–1.89］）（H35）。

2）SDS

1 项研究（*n*=66）使用 SDS 评价了治疗效果（H51）。结果显示，丹栀逍遥散并不优于马普替林（*MD*–1.19［–10.84，8.46］）。

3）SERS

1 项研究（*n*=66）使用 SERS 评价丹栀逍遥散的安全性（H51）。结果显示，丹栀逍遥散的副反应少于马普替林（*MD*–2.72［–4.75，–0.69］）。

（4）安神定志汤

2 项研究对安神定志汤进行了疗效和安全性的评价（H23、H76）。

1）HAMD

2 项研究（*n*=190）对安神定志汤联合抗抑郁药（度洛西汀和舍曲林）治疗的疗效进行了评估（H23、H76）。结果显示，与单独使用抗抑郁药相比，中药联合抗抑郁药物治疗可改善抑郁症严重程度（*SMD*–0.36［–0.64，–0.07］；I^2=0）。

2）TESS

1 项研究（*n*=80）使用 TESS 评价安全性（H76）。结果显示，安神定志汤联合舍曲林改善 TESS 评分的程度大于单独使用舍曲林（*MD*–0.60［–0.82，–0.38］）。

3）不良事件

1 项研究（*n*=110）报告了不良事件（H23）。安神定志汤联合度洛西汀组共发生 17 例不良事件，包括高血压（3）、头痛（3）、恶心（3）、口干（2）、食欲缺乏（2）、疲乏（2）、失眠（1）和便秘（1）。度洛西汀单独使用组共发生 19 例不良事件，包括失眠（6）、口干（5）、疲乏（3）、便秘（2）、恶心（2）和食欲缺乏（1）。

（5）补肾疏肝化瘀汤

2 项研究对补肾疏肝化瘀汤进行了评价（*n*=228）（H67、H84）。结果显示，补肾疏肝化瘀汤与氟西汀或帕罗西汀相比，并未改善 HAMD 评分（*SMD*–0.55［–1.64，0.53］；I^2=92.3%）。这两项研究未报道不良事件。

（6）加味逍遥胶囊

2 项研究（*n*=192）对加味逍遥胶囊进行了评价（H7、H93）。

1）HAMD

结果显示，加味逍遥胶囊在改善 HAMD 评分方面并不优于舍曲林（*SMD*–0.92［–3.79，1.95］；I^2=71.7%）（H7、H93）。

2）不良事件

1 项研究（*n*=65）报告了不良事件（H7）。加味逍遥胶囊组发生 1 例口干和头痛，舍曲林组发生 2 例不良事件，包括口干、恶心和眼干（2）。

（7）Meta 分析中最常见口服中药总结

根据结局评价指标和试验研究对照设置统计 Meta 分析中最常报告具有疗效的中药频数（表 5-8）。

表 5-8 Meta 分析中最常报告具有有益作用的中药

结局评价指标类别	Meta 分析数（研究数量）	中药名称	学名	频数
中药 vs. 抗抑郁药物				
抑郁症严重程度（HAMD，SDS，EPDS）	3（47）	柴胡	*Bupleurum chinense* DC.	32［柴胡（31）、醋柴胡（1）］
		茯苓/茯神	*Poria cocos*（Schw.）Wolf	25［茯苓（23）、茯神（2）］
		芍药	*Paeonia lactiflora* Pall.	23［芍药（2）、白芍（20）、赤芍（1）］
		甘草	*Glycyrrhiza* spp.	22［甘草（13）、炙甘草（9）］
		郁金	*Curcuma* spp.	16
		当归	*Angelica sinensis*（Oliv.）Diels	15
		远志	*Polygala tenuifolia* Willd.	14
		白术	*Atractylodes macrocephala* Koidz.	13［白术（12）、炒白术（1）］
		石菖蒲	*Acorus tatarinowii* Schott	13
		酸枣仁	*Ziziphus jujuba* Mill.var. *spinosa*（Bunge）Hu ex H.F.Chou	13［酸枣仁（11）、炒酸枣仁（2）］
		栀子	*Gardenia jasminoides* Ellis	12［栀子（10）、炙栀子（1）、焦栀子（1）］
		川芎	*Ligusticum chuanxiong* Hort.	10

续表

结局评价指标类别	Meta分析数(研究数量)	中药名称	学名	频数
中药+抗抑郁药 vs. 抗抑郁药				
抑郁症严重程度(HAMD,SDS,MADRS,EPDS)	4(39)	柴胡	*Bupleurum chinense* DC.	32[柴胡(31)、醋柴胡(1)]
		白芍	*Paeonia lactiflora* Pall.	25
		甘草	*Glycyrrhiza* spp.	24[甘草(15)、炙甘草(8)、生甘草(1)]
		茯苓/茯神	*Poria cocos*(Schw.) Wolf	24[茯苓(18)、茯神(6)]
		当归	*Angelica sinensis*(Oliv.) Diels	20[当归(19)、炒当归(19)]
		白术	*Atractylodes macrocephala* Koidz.	18[白术(17)、炒白术(1)]
		香附	*Cyperus rotundus* L.	18[香附(16)、醋香附(1)、制香附(1)]
		郁金	*Curcuma* spp.	17
		酸枣仁	*Ziziphus jujuba* Mill.var. *spinosa*(Bunge) Hu ex H.F.Chou	15[酸枣仁(10)、炒酸枣仁(5)]
		合欢花/合欢皮	*Albizia julibrissin* Durazz.	12[合欢花(1)、合欢皮(11)]
		川芎	*Ligusticum chuangxiong* Hort.	12
		陈皮	*Citrus reticulata* Blanco	12
		枳壳	*Citrus aurantium* L.	11
		石菖蒲	*Acorus tatarinowii* Schott	10
		远志	*Polygala tenuifolia* Willd.	10

(8) 随机对照试验研究中的中药安全性

1) TESS

共有 10 项 RCTs 进行了安全性的结局指标评价。这些研究采用了专用于评价不良反应是否存在极其严重程度的治疗伴发症状的量表。TESS 评分越低,表示不良反应越少。

10 项 RCTs（n=716）的汇总分析显示,在减少不良反应方面,中药联合抗抑郁药治疗优于抗抑郁药单独使用（MD-2.50 [-3.59,-1.41];I^2=98.3%)（H16、H20、H48、H54、H71、H74、H76、H80~H81、H92)。

2) SERS

SERS 用于安全性评价,共有 15 个条目,涵盖躯体症状、头痛、头晕等。SERS 评分越低,表示药物不良反应严重程度越小。

2 项 RCTs（n=113）使用 SERS 进行了评价。与抗抑郁药组相比,中药组的副反应严重程度较低（MD-3.64 [-4.72,-2.56];I^2=9.9%)（H8、H51)。

3) 不良事件

在 104 项研究中,有 48 项研究报告了不良事件。在这 48 项研究中,有 43 项研究详细说明了不良事件(表 5-9)。

表 5-9　不良事件

分类	研究数量	治疗组不良事件	对照组不良事件
中药 vs. 安慰剂	4	总不良事件数 =20：食欲增加(5)、焦虑(3)、头痛(3)、食欲缺乏(2)、恶心(2)、轻度躁狂(2)、鼓胀(1)、口干(1)、镇静状态(1)	总不良事件数 =12：焦虑(1)、食欲减退(2)、食欲增加(1)、镇静状态(2)、恶心(2)、头痛(2)、轻度躁狂(1)、便秘(1)
中药 vs. 抗抑郁药	21	总不良事件数 =339：口干(57)、便秘(32)、食欲缺乏(23)、头痛(20)、恶心(17)、心动过速(15)、视物模糊(14)、震颤(10)、食欲增加(9)、焦虑(8)、坐	总不良事件数 =734：口干(139),便秘(75),震颤(36),食欲缺乏(35),心动过速(27),视物模糊(24),恶心(20),头晕(18),食欲增加(16),尿潴留(13),头痛(12),疲劳(12),低血压(11),恶心

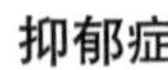

续表

分类	研究数量	治疗组不良事件	对照组不良事件
中药 vs. 抗抑郁药	21	立不安(5)、发汗(5)、头晕(4)、嗜睡(4)、疲劳(4)、心跳加速(3)、失眠(3)、鼻塞(3)、恶心和呕吐(3)、性功能障碍(3)、尿潴留(3)、焦虑和紧张不安(2)、轻度躁狂(2)、腹痛(1)、肝功能异常(1)、腹泻(1)、口干和头痛(1)、低血压(1)、未说明 / 其他(85)	和食欲缺乏(7),发汗(11),失眠(10),头晕和头痛(7),嗜睡(7),性功能障碍(7),小便异常(6),焦虑(6),消化不良(6),睡眠障碍(6),头痛、恶心和呕吐(5),食欲缺乏、头晕、头痛、睡眠异常和疲劳(4),心悸(4),焦虑和失眠(3),意识障碍(3),过度兴奋或激动(3),恶心和呕吐(3),恶心、呕吐、消化不良、腹泻和言语困难(3),口干、恶心和干眼(2),心跳加速(2),坐立不安(2),精神状态异常、性功能障碍、视力异常和呼吸困难(1),焦虑和紧张不安(1),腹泻(1),唾液分泌过多(1),轻度躁狂(1),风疹(1),未说明 / 其他(183)
中药联合抗抑郁药 vs. 抗抑郁药	21	总不良事件数 =257：便秘(32)、口干(29)、恶心和呕吐(28)、恶心(27)、腹泻(20)、视物模糊(17)、头晕(15)、嗜睡(13)、发汗(13)、头痛(10)、失眠(10)、不动时间过长(7)、食欲缺乏(6)、震颤(6)、恶心和食欲缺乏(3)、疲劳(3)、体重增加(3)、高血压(3)、头晕和头痛(2)、头晕和心悸(1)、心动过速(1)、血压升高(1)、未说明 / 其他(7)	总不良事件数 =409：便秘(58)、口干(45)、恶心和呕吐(36)、恶心(32)、发汗(26)、失眠(25)、嗜睡(24)、视物模糊(21)、头晕(16)、腹泻(14)、头痛(14)、食欲缺乏(13)、震颤(13)、不动时间过长(7)、疲劳(6)、高血压(6)、皮疹(4)、恶心和食欲缺乏(4)、性功能障碍(4)、体重增加(4)、头晕和头痛(3)、头晕和心悸(3)、睡眠障碍(3)、恶心和口干(2)、呕吐(2)、心动过速(2)、焦虑(1)、心悸(1)、血压升高(1)、未说明 / 其他(19)

续表

分类	研究数量	治疗组不良事件	对照组不良事件
中药联合抗抑郁药和心理疗法 vs. 抗抑郁药和心理疗法	2	总不良事件数 =10：头晕(1)、消化不良(2)、未说明 / 其他(7)	总不良事件数 =33：头晕(5)、失眠(3)、消化不良(4)、未说明 / 其他(21)

a. 中药 vs. 安慰剂

在 4 项对比中药与安慰剂的 RCTs 中，中药组和安慰剂组的不良事件总例数分别为 20 和 12。中药组最常见的不良事件为食欲增加（5 例），其次为焦虑和头痛（各 3 例）（H63、H100、H103、H104）。

b. 中药 vs. 抗抑郁药

在 21 项中药对比抗抑郁药的研究中，中药组和抗抑郁药组的不良事件分别为 339 和 734 例（H6、H7、H14、H24、H27、H30、H32、H33、H41、H47、H49、H57、H60、H70、H77、H88、H90、H96、H98、H99、H101）。不良事件包括口干、便秘和食欲缺乏等。1 项 RCT（H77）统计了治疗组和对照组的不良事件数，但未详细说明具体不良事件。另 1 项 RCT（41）报告了不良事件的性质，但未统计抗抑郁药组的不良事件数。在其他 19 项研究（H6、H7、H14、H24、H27、H30、H32、H33、H47、H49、H57、H60、H70、H88、H90、H96、H98、H99、H101）中，5 项研究报告无不良事件，14 项研究报告中药组发生 267 例不良事件。口干是最常见的事件（57 例），其次为便秘（32 例）、食欲缺乏（23 例）和头痛（20 例）。其他不良事件包括恶心、心动过速和视物模糊；这 14 项研究报告抗抑郁药组有 558 例不良事件，包括口干（139 例）、便秘（75 例）和震颤（36 例）。

c. 中药联合抗抑郁药 vs. 抗抑郁药

21 项 RCTs 比较了中药联合抗抑郁药与抗抑郁药单独治疗的不良事件（H4、H16、H17、H19、H22、H23、H28、H29、H38、H42~H44、H46、H56、H61、H68、H73、H78、H80、H81、H102）。中药联合抗抑郁药治疗组共有 257 例，抗抑郁药组共有 409 例不良事件。19 项研究（H4、H16、H17、H19、H22、H23、H29、H38、H42~H44、H46、H56、H61、H68、H73、H80、H81、H102）提供了不良事件的信息。便秘是治疗组和对照组最常见的不良事件（分别为 32 和 58 例）。其他不良事件包括恶心和呕吐(分别为 28 和 36 例),以及口干(分别为 29 和 24 例)。

d. 中药联合抗抑郁药和心理疗法 vs. 抗抑郁药和心理疗法

2 项研究(H5、H18)对中药联合抗抑郁药和心理治疗与抗抑郁药和心理治疗进行了比较。中药联合西医治疗组报告的不良事件包括消化不良(2 例)和头晕(1 例)。对照组的不良事件包括头晕(5 例)、消化不良(4 例)和失眠(3 例)。

(二)中药的非随机对照试验

4 项非随机对照试验研究了中药在 225 名受试者中的使用疗效(H105~H108)。2 项研究(H105、H106)对中药和抗抑郁药进行了疗效评估比较。2 项研究(H107~H108)对中药联合抗抑郁药和抗抑郁药单独使用进行了评估对比。

治疗时间为 4 至 8 周。这些研究使用了 3 种不同的中药方剂和 1 种单味中药(银杏)。所有方剂均为口服剂。共计使用了 20 种中药,最常见的是柴胡和甘草。对照组使用的药物包括氟西汀(H105、H107)、米氮平(H106)和曲米帕明(H108)。

1. 汉密尔顿抑郁量表(HAMD)

4 项研究均使用了 HAMD 进行了疗效评估。2 项研究(n=111)对比了中药与抗抑郁药的疗效,结果显示中药并不优于抗抑郁药(*MD* 0.04[-2.51,2.59];I^2=0)(H105、H106)。2 项研究(n=114)对中药联合抗抑郁药和单独使用抗抑郁药进行了比较(H107、H108)。结果显示,与抗抑郁药相比,中药联合抗抑郁药组未减轻抑郁症严重程度(*SMD* 0.10[-1.85,2.05],I^2=91.4%)。

2. 抑郁自评量表(SDS)

1 项有 16 人参与的研究使用抑郁自评量表(SDS)评价抑郁症症状(H108)。结果显示,与抗抑郁药单独使用相比,中药联合抗抑郁药物在减轻抑郁症方面优势不明显(*MD* 10.12[-4.66,24.90])。

3. 非随机临床对照试验中的中药安全性

4 项研究中有 1 项研究(n=47)(H105)评价了中药治疗抑郁症的安全性。使用中药的受试者出现了恶心(2 例)和腹泻(2 例)等不良反应。氟西汀组报告出现 25 例不良事件,包括口干(5 例)、失眠(4 例)、恶心(4 例)、焦虑(3 例)、疲劳(3 例)、头晕(2 例)、头痛(2 例)和便秘(2 例)。

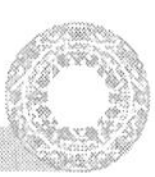

（三）中药的无对照研究

1. 基本特征

13 项无对照研究评价了中药用于 645 名抑郁症受试者的疗效结果（H109~H121）。治疗时间为 2 至 12 周。10 项病例系列研究（H109~H112、H114~H119）对口服中药单独疗法进行了评估，包括 3 项使用中药提取物胶囊（愈神丸联合舒肝解郁胶囊，芪参复康胶囊和高丽参软胶囊）的研究（H113、H120、H121）。4 项研究评估了中药结合治疗的效果（H110、H114、H117、H118），包括 2 项使用中药联合抗抑郁药的研究（H110、H114）以及 2 项使用中药联合心理疗法的研究（H117、H118）。

共研究了 13 种方剂（11 种有名称的方剂，2 种无名称的方剂）。最常用的方剂是柴胡疏肝散，有 5 项研究（H109、H111、H112、H118、H119）使用了该方剂，包括 2 种加减方。1 项研究采用个体化的辨证论治（H109）。这些方剂共涉及 57 种中药，其中最常用的是柴胡、白芍、茯苓、甘草、郁金、酸枣仁和香附。

2. 无对照研究中的中药安全性评价

2 项研究报告了不良事件（H114、H121）。服用丹栀逍遥散加减方联合氟西汀后出现的不良事件包括口干（10 例）、便秘（4 例）、视物模糊（2 例）、头晕（1 例）、心电图改变（1 例）和转氨酶升高（1 例）（H114）。服用高丽参软胶囊后出现 16 例不良事件，包括胃肠不适（5 例）、头疼（4 例）、失眠（3 例）、嗜睡（2 例）和脱发（2 例）（H121）。

3. 常用中药治疗的临床证据

18 项研究（H23、H31、H34、H35、H46、H50、H51、H58、H67、H74、H76、H80、H84、H89、H93、H95、H102、H103）评价了临床实践指南和教科书推荐的 6 种方剂（参见第二章）。这些方剂包括逍遥散（丸）、柴胡疏肝散、丹栀逍遥散、半夏厚朴汤、归脾汤和越鞠丸。上述口服中药的随机对照试验研究证据中已经描述了逍遥散（丸）（H50、H74、H80、H103）、柴胡疏肝散（H46、H58、H89）、丹栀逍遥散（H34、H35、H51）的证据。以下介绍对半夏厚朴汤、归脾汤和越鞠丸的研究证据（H31、H95、H102）。

（1）半夏厚朴汤

1 项研究（n=70）结果显示，基于 HAMD-24 评估的抑郁症严重程度来看，半夏厚朴汤优于文拉法辛（*MD*-4.29［-7.11，-1.47］）（H31）。

（2）归脾汤

1项研究（*n*=60）使用HAMD-24进行了归脾汤与氟西汀的疗效对比，发现前者并不优于后者（*MD*-0.17［-2.34，2.00］）（H95）。

（3）越鞠丸

1项研究（*n*=20）对越鞠丸联合氟西汀和氟西汀单药使用进行了比较（H102）。其疗效评价无法分析。就安全性而言，越鞠丸联合氟西汀治疗组共发生4例不良事件，包括腹泻（2）和便秘（2）；氟西汀组共发生5例不良事件，包括便秘（3）和腹泻（2）。

四、中药的临床研究证据总结

共有121项临床试验研究对中药治疗抑郁症的疗效和安全性进行了评价。RCTs是最常用的研究设计。最常用的研究对照设计方案是中药单独使用或联合抗抑郁药作为治疗组，抗抑郁药单独使用作为对照组。最常用的抗抑郁药是SSRIs。诊断工具包括CCMD（75项研究）、DSM（21项研究）和ICD（5项研究）。所有受试者均被诊断为单相抑郁症，少数为产后抑郁症或围绝经期抑郁症。受试者年龄范围为18~65岁。研究中最常出现的中医证候为肝气郁结、心脾两虚、肝郁脾虚、气郁化火、痰郁、忧思扰心和心肾不交等证。所有中药干预方式均为口服。治疗时间为1周至12周。常用的方剂有柴胡疏肝散（7项研究）、丹栀逍遥散（4项研究）、逍遥散/丸（4项研究）、补肾疏肝化瘀汤（2项研究）、安神定志汤（2项研究）和加味逍遥胶囊（2项研究）。最常用的3种中药是柴胡（88）、茯苓/茯神（76）和芍药（69）。

结局评价指标最常用的是临床医师评定的抑郁症严重程度量表以及抑郁症自评量表，包括HAMD、SDS、MADRS、EPBS等。纳入的研究较少评估抑郁症缓解复发率、生活质量、社会功能评定和自杀率等。

1. 中药

中药在减轻抑郁症严重程度方面优于安慰剂。服用中药和服用安慰剂的受试者相比，其不良事件相似。中药在改善抑郁症及其相关症状方面具

有显著作用,并且具有一定安全性。但安慰剂研究的数量和研究样本量均较小。

与抗抑郁药相比,中药在改善抑郁症临床症状、减轻抑郁症严重程度方面表现出良好的疗效。基于抑郁症严重程度评价指标,Meta 分析显示出一致的结果,即中药优于抗抑郁药。然而,纳入 Meta 分析的大部分研究被判定为在受试者、研究人员和结局评价者设盲方面有高风险偏倚。此外,研究结果显示亚组分析无法解释其高异质性。异质性的原因可能包括纳入患者的抑郁症病因不同、中药干预不同(治疗时间、剂量、药物治疗依从性等不同)。治疗时间为 6 周或小于 6 周时,中药表现出最大效应疗效。这可能说明了中药最具有效性的时间为 6 周或小于 6 周,或者说明受试者在短期治疗内存在较强的安慰剂效应。同时,研究结果也显示中药对产后抑郁症和围绝经期抑郁症的效果大于抗抑郁药。

从安全性来看,中药组的不良事件数是抗抑郁药组的一半。中药组最常见的不良事件是口干。GRADE 评估表明,研究证据质量为低至中等。尽管结果表明中药具有有效性,但在解释此结果时应当谨慎,因为所纳入的研究在方法学上存在缺陷,且 Meta 分析结果有异质性。综上所述,中药与抗抑郁药相比表现出良好的效果,并且具有安全性。

2. 中西医结合治疗

与抗抑郁药单独使用相比,中药联合抗抑郁药在减轻抑郁症严重程度方面更具优势。然而,所纳入研究的随机序列生成和分配方案隐藏描述不清,并且缺乏受试者和研究人员设盲。此外,研究结果有较高异质性。异质性高可能是因为这些研究所纳入患者的抑郁症病因、所用中药、研究方案、治疗时间和结局评价指标不同。使用不同版本结局评价指标实施亚组分析时,异质性明显降低。在产后抑郁症方面,中药联合抗抑郁药优于抗抑郁药单独使用。只有 1 项围绝经期抑郁症相关的研究,且其样本量小,因此中药与抗抑郁药相比,在改善围绝经期抑郁症方面的效果尚不确定。就其治疗有效率而言,中药联合抗抑郁药物与抗抑郁药单独使用相比无明显差异。

中药联合抗抑郁药物治疗组的不良事件总数少于单独使用抗抑郁药组。解释该研究结果时应谨慎,因为研究数量有限,可比较效应量小。GRADE 证据分析显示，研究证据质量为低。

中药联合抗抑郁药和心理治疗，与抗抑郁药联合心理治疗相比能够减轻抑郁症症状；同样地，中药联合心理治疗与单独采用心理治疗相比亦可减少抑郁症症状。然而，Meta 分析纳入的研究在受试者、研究人员和结局评价者设盲方面具有高风险偏倚。中西医结合治疗与抗抑郁药联合心理治疗，或心理治疗相比优势尚不确定，因为相关研究数量和样本量小。总体而言，中药联合抗抑郁药和心理疗法对抑郁症的效果尚不确定，但中药具有较好的安全性和耐受性。

综上所述，目前已有的最佳证据表明，口服中药能够改善抑郁症症状和抑郁症严重程度，并且具有安全性。中药治疗抑郁症具有前景。然而，目前尚无某一种中药或方剂明显优于其他中药或方剂，其原因可能是使用相同研究方法和研究设置，如研究时间等，评价相同中医证候的研究较少。尽管中药与抗抑郁药和心理治疗之间的疗效评价和比较结果尚不确定，但中药对抑郁症患者而言具有较好的耐受性。在取得更确切的研究证据之前，针对抑郁症患者的临床决策应当综合抑郁症病因、中医证候、治疗偏好以及既往抗抑郁药用药史、心理治疗和中药使用情况等信息。

参 考 文 献

1. ZHAO H, WAN X, CHEN J X. A Mini review of traditional Chinese medicine for the treatment of depression in China [J]. Am J Chinese Med, 2019, 37 (2): 207-213.
2. BULTER L, PILKINGTON K. Chinese herbal medicine and depression: the research evidence [J]. Evid Based Complement Altern Med, 2013: 739716.
3. YEUNG W F, CHUNG K F, NG K Y, et al. A systematic review on the efficacy, safety and types of Chinese herbal medicine for depression [J]. J Psychiatric Res, 2014, 57: 165-175.
4. YEUNG W F, CHUNG K F, NG K Y, et al. A meta-analysis of the efficacy and safety of traditional Chinese medicine formula Ganmai Dazao decoction for depression [J]. J Ethnopharmacology, 2014, 153: 309-317.
5. YEUNG W F, CHUNG K F, NG K Y, et al. Prescription of Chinese herbal medicine in pattern-based traditional Chinese medicine treatment for depression: a systematic review [J]. Evid Based Complement Altern Med, 2015: 160189.
6. JUN H J, CHOI T Y, LEE J A, et al. Herbal medicine (Gan Mai Da Zao decoction)for depression: a systematic review and meta-analysis of randomized controlled trials [J]. Maturitas, 2014, 79: 370-380.

7. PENG L, ZHANG X, KANG D Y, et al. Effectiveness and safety of Wuling capsule for post stroke depression: a systematic review [J]. Complement Ther Med, 2014, 22: 549-566.
8. REN Y, ZHU C J, WU J J, et al. Comparison between herbal medicine and fluoxetine for depression: a systematic review of randomized controlled trials [J]. Complement Ther Med, 2015, 23: 674-684.
9. 国家中医药管理局．中医病症诊断疗效标准[M]. 南京：南京大学出版社，1995.

纳入研究的文献

编号	参考文献
H1	艾维颖，高山凤，阚秀莲，等．补血益气组方联合心理干预治疗产后抑郁症的临床研究[J]. 实用药物与临床，2011，14(3)：196-198.
H2	曹爱群，郭永林，张旭桥．柴胡解郁汤治疗肝郁血虚型抑郁症 30 例[J]. 中国中医药现代远程教育，2010，8(2)：23.
H3	曹欣冬，王伟．“益肾安神解郁汤”配合文拉法辛治疗难治性重度抑郁症 38 例临床研究[J]. 江苏中医药，2008(8)：19-21.
H4	常耀军．氟西汀联合中医辨证治疗抑郁症对照研究[J]. 内蒙古中医药，2013，32(14)：25-26.
H5	陈莉莉．自拟解郁方联合氟西汀等综合治疗产后抑郁症的临床研究[J]. 中国初级卫生保健，2015，29(12)：94-96.
H6	陈利平，吴整军，王发渭，等．舒郁散治疗抑郁症临床研究[J]. 中国中医急症，2009，18(10)：1583-1584.
H7	陈琳．加味逍遥胶囊治疗 62 例轻中度抑郁症气郁化火证临床疗效观察[D]. 北京：北京中医药大学，2014.
H8	陈明伦．柴桂温胆定志汤治疗精神抑郁症理论研究与临床观察[D]. 北京：北京中医药大学，2007.
H9	陈宁红，王书礼，王钰．还少胶囊抗抑郁的临床研究[J]. 南京中医药大学学报，2010，26(6)：471-472.
H10	陈少玫，张小丽，林安基，等．忘忧方治疗 30~50 岁抑郁障碍患者的疗效观察[J]. 辽宁中医药大学学报，2009，11(8)：92-94.
H11	陈伟，刘磊，杨雪山，等．归脾汤加味联合艾司西酞普兰治疗抑郁症的临床观察[J]. 世界中西医结合杂志，2013，8(8)：829-831.
H12	陈玉庆．养血柔肝法治疗产后抑郁症临床观察[J]. 卫生职业教育，2012，30(1)：142.

续表

编号	参考文献
H13	陈志彬，马忠金，聂凤华．茯苓神志爽心丸治疗产后抑郁症 34 例临床观察［J］. 河北中医，2015，37（6）：844-845.
H14	陈卓，丁亮吾．柴胡加龙骨牡蛎汤合百合知母汤治疗抑郁症 40 例临床观察［J］. 中医临床研究，2012，4（3）：38-39.
H15	程坤，颜红，段可杰．自拟中药方对抑郁症治疗作用的观察［J］. 中医药临床杂志，2008（4）：375-376.
H16	丁志杰．通络开郁汤合并舍曲林治疗抑郁症的对照研究［J］. 卫生职业教育，2006（22）：147-148.
H17	董泰．加味栀子豉汤治疗抑郁症临床研究［J］. 河南中医，2016，36（5）：867-868.
H18	董宁，史付鑫，崔应麟．疏肝解郁颗粒配氟西汀治疗肝气郁结型抑郁症 30 例［J］. 光明中医，2012，27（12）：2515-2516.
H19	段德香，王萍．柴胡解郁汤合马普替林治疗抑郁障碍疗效分析［J］. 中国中医药信息杂志，2010，17（8）：55-56.
H20	方蓓欢．调血解郁汤、文拉法辛内服对产后抑郁患者的临床效果观察［J］. 中国中医药科技，2014，21（6）：666-667.
H21	高楠．乐心汤治疗围绝经期抑郁症的临床观察［J］. 哈尔滨：黑龙江中医药大学，2010.
H22	高新立，马玲，闫翌君，等．中西医结合治疗抑郁症 60 例［J］. 河南中医，2013，33（6）：943-944.
H23	苟汝红，窦建军，董江波，等．安神定志方联合度洛西汀治疗抑郁症 56 例疗效观察［J］. 河北中医，2015，37（10）：1508-1510.
H24	郭建红，王顺顺，范荣．柴胡疏肝散合甘麦大枣汤加减治疗产后抑郁症的临床观察［J］. 北方药学，2011，8（2）：18-20.
H25	郭艳青，苏亚妹．中西医结合治疗肝气郁结型抑郁症 30 例［J］. 中医研究，2010，23（7）：46-47.
H26	何晗，任丽蓉．逍遥散加减合氟西汀治疗产后抑郁症临床观察［J］. 湖北中医杂志，2008，30（12）：37-38.
H27	黄娜娜，濮欣，何希俊，等．温阳解郁汤治疗脾肾阳虚型抑郁症 30 例［J］. 中医研究，2014，27（8）：25-27.

续表

编号	参考文献
H28	霍磊 . 礞石滚痰丸加减方对痰热郁结型抑郁症疗效及生活质量影响的临床研究[D]. 济南：山东中医药大学，2010.
H29	雷萍萍，符利文 . 中西医结合治疗产后抑郁症疗效观察[J]. 现代中西医结合杂志，2015，24(23):2582-2583.
H30	李光义 . 加味二仙汤治疗更年期抑郁症的临床研究[D]. 济南：山东中医药大学，2014.
H31	李丽娜，高凌云 . 半夏厚朴汤加味治疗躯体症状占优势的抑郁症 35 例[J]. 福建中医药，2014，45(2):24-25.
H32	李淑华，李巨奇，李卫青，等 . 产后抑郁症护理对策及中医药疗效评价[J]. 中国民族民间医药，2013，22(14):161-163.
H33	李宇翅 . 越鞠升降汤对轻中度抑郁症患者躯体症状的改善作用[J]. 河北中医，2014，36(11):1641-1643.
H34	李玉娟，罗和春，钱瑞琴，等 . 丹栀逍遥散对抑郁症患者神经免疫内分泌系统的影响[J]. 中国中西医结合杂志，2007(3):197-200.
H35	连卓，吴强，赵胜楠 . 舍曲林联合丹栀逍遥散治疗抑郁症对照研究[J]. 临床心身疾病杂志，2013，(3):237-238.
H36	连卓，吴强，赵胜楠 . 解郁汤联合米氮平治疗抑郁症随机平行对照研究[J]. 实用中医内科杂志，2012，26(2):63，65.
H37	梁文慧，张丁芳 . 健脾疏郁方对抑郁症患者 5- 羟色胺影响的研究[J]. 中国民间疗法，2012，20(9):27-28.
H38	梁鹦 . 逍遥散配合帕罗西汀治疗抑郁症 38 例[J]. 陕西中医，2010，31(6):677-678.
H39	林冰，夏进 . 加味柴胡疏肝散治疗抑郁症临床研究[J]. 新中医，2011，43(8):36-37.
H40	林基石，郭晓玲，陈家旭，等 . 解郁醒脾方治疗肝郁脾虚型抑郁症临床观察[J]. 中华中医药杂志，2011，26(2):338-340.
H41	林昱，杨来启，杨喜民，等 . 补肾解郁法治疗肾虚肝郁型抑郁症临床疗效观察[J]. 中华中医药学刊，2013，31(10):2143-2145.
H42	刘冰 . 疏肝解郁安神方治疗中度抑郁发作的临床研究[D]. 郑州：河南中医学院，2011.

续表

编号	参考文献
H43	刘桂玲．活力苏口服液联合舍曲林治疗气血亏虚型产后抑郁症［J］．国际中医中药杂志，2015（3）：228-231.
H44	刘杰，贾竑晓，王建琴，等．解郁颗粒合并帕罗西汀治疗阴虚内热型难治性抑郁症的疗效观察［J］．中国中西医结合杂志，2013，33（4）：462-465.
H45	刘魁．乌梅丸在肝阳虚抑郁症中的临床应用［D］．济南：山东中医药大学，2015.
H46	刘兰英，王佩蓉，顾成宇，金卫东，冯斌，陈炯．柴胡疏肝散合并文拉法辛对抑郁症肝郁气滞型的随机对照研究［J］．浙江医学教育，2012，11（5）：51-53.
H47	刘松山，陈卫银，刘福友，等．可欣舒治疗轻、中度抑郁症（肝郁脾虚证）Ⅲ期临床试验［J］．中国新药与临床杂志，2011，30（2）：107-110.
H48	吕静静．稳心颗粒联合米氮平对抑郁症及血清 NE、5-HT 和 DA 的影响［D］．石家庄：河北医科大学，2012.
H49	吕小荣，李凤辉．解郁宁神汤治疗抑郁症 40 例［J］．内蒙古中医药，2014，33（10）：11-12.
H50	吕志国．疏肝解郁健脾法治疗抑郁症肝郁脾虚型的临床研究［D］．长春：长春中医药大学，2011.
H51	罗和春，钱瑞琴，赵学英，等．丹栀逍遥散治疗抑郁症的临床疗效观察［J］．中国中西医结合杂志，2006（3）：212-214.
H52	马菁菁，林海．逍遥散合酸枣仁汤加减治疗轻度抑郁症 40 例［J］．河南中医，2011，31（9）：1063-1064.
H53	毛稚霞，李根起，杨媛，等．解郁汤联合氟西汀治疗肝郁脾虚型抑郁症 30 例临床研究［J］．河北中医，2012，34（2）：223-226.
H54	米惠茹，张跃进，张炜冉，等．健脾调肝法对产后抑郁症患者汉密尔顿抑郁量表、副反应量表的影响［J］．河北中医药学报，2014，29（3）：32-33，49.
H55	潘洪峰，董湘玉，刘瑶，等．越鞠保和丸治疗轻中度抑郁症的临床疗效观察［J］．时珍国医国药，2008（4）：887-889.
H56	彭卫．度洛西汀合逍遥膏治疗抑郁症 33 例临床疗效观察［J］．中国民间疗法，2012，20（8）：49-50.
H57	石洲宝，陈林庆，刘敏科，等．“解郁胶囊”治疗抑郁症临床研究［J］．甘肃中医，2009（8）：31-33.

续表

编号	参考文献
H58	宋颖民．疏肝解郁理气法治疗抑郁症 30 例［J］. 中国中医药现代远程教育，2011，9(16)：7，74.
H59	孙利，谷春华，任君霞，等．乌灵胶囊治疗轻中度抑郁症的随机对照临床观察［J］. 中国中医基础医学杂志，2013，19(3)：290-291.
H60	汤久慧，张丽萍，吴沛然，等．加味温胆汤与氟西汀治疗抑郁症的临床对照研究［J］. 环球中医药，2013，6(4)：253-257.
H61	童梓顺，刘赟，徐琰．帕罗西汀联合加味逍遥散治疗抑郁症的随机对照研究［J］. 四川精神卫生，2016，29(1)：31-34.
H62	汪显敏，陈碧，王东．解郁柔肝汤治疗产后抑郁症疗效观察［J］. 中医药导报，2015，21(13)：74-76.
H63	王丹．补益心脾法治疗产后抑郁症的临床疗效评价研究［D］. 北京：北京中医药大学，2012.
H64	王化宁，张瑞国，陈云春，等．喜乐宁冲剂治疗抑郁症疗效分析［J］. 实用中医药杂志，2013，29(1)：2-3.
H65	王军峰．养阴清肝汤联合帕罗西汀治疗抑郁症躯体化症状研究［J］. 中国民康医学，2013，25(20)：64.
H66	许二平．加味丹栀逍遥散胶囊治疗抑郁症的临床和机制研究［D］. 南京：南京中医药大学，2007.
H67	许凤全，张莹，张琳园．补肾疏肝化瘀汤治疗围绝经期抑郁症 82 例临床研究［J］. 河北中医，2013，35(3)：333-334.
H68	杨红娜，王骞，姜琳，等．保神汤合氟西汀治疗抑郁症的临床研究［J］. 中医药学报，2010，38(5)：108-110.
H69	杨仁旭，董艳，王东梅．舒解乐无糖颗粒剂治疗抑郁症的临床研究［J］. 中华医药荟萃，2002(5)：16-17.
H70	杨森，刘东义．二合逍遥汤联合氟西汀治疗抑郁症临床观察［J］. 四川中医，2012，30(5)：77-78.
H71	姚丽娟，顾钟忠，嵇冰，等．郁消Ⅰ号治疗肝气郁结型抑郁症的临床观察［J］. 中国中医药科技，2014，21(5)：546-547.
H72	叶青，蔡定芳，周洁，等．镇惊定志合剂治疗轻中度抑郁症的临床研究［J］. 辽宁中医杂志，2015，42(9)：1686-1688.

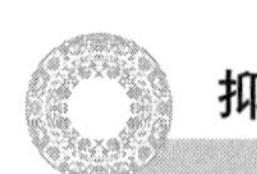

续表

编号	参考文献
H73	易正辉，朱丽萍，龙彬，等．帕罗西汀合并柴胡逍遥合剂治疗抑郁症的临床观察[J]. 中国中西医结合杂志，2010，30(12)：1257-1260.
H74	尹钰荣，吴莉娜，张淼．盐酸氟西汀配合中成药治疗孕中期引产产妇产后抑郁的研究[J]. 临床和实验医学杂志，2011，10(19)：1513-1515.
H75	于学平，张鑫，刘晓莹．理气化痰法治疗抑郁症临床观察[J]. 辽宁中医杂志，2013，40(11)：2292-2293.
H76	余明，庾晓，李凝，等．安神定志汤联合舍曲林治疗抑郁症对照研究[J]. 河北医药，2011，33(13)：2054-2055.
H77	臧慧莉．"舒郁方"治疗女性更年期抑郁症的临床及实验研究[D]. 南京：南京中医药大学，2008.
H78	张广强，张广普，艾长明，等．枣仁补血汤联合氟西汀治疗更年期抑郁症 38 例临床观察[J]. 北京中医药，2009，28(11)：873-874.
H79	张光茹，孙巧，王界成，等．解郁合欢汤治疗抑郁症的临床观察[J]. 青海医药杂志，2009，39(8)：84-85.
H80	张华东，苏慧．帕罗西汀加逍遥丸治疗抑郁症的临床对照研究[J]. 现代中西医结合杂志，2009，18(33)：4060-4061+4063.
H81	张静，汤庆平，徐伟杰．中药辅助舍曲林治疗抑郁症的疗效观察[J]. 中华中医药学刊，2014，32(11)：2800-2802.
H82	张龙生．柴胡龙骨牡蛎汤加减治疗抑郁障碍临床观察[J]. 河北医药，2010，32(22)：3185-3186.
H83	张培智．金香疏肝片治疗抑郁症(肝郁脾虚证)的随机双盲双模拟多中心平行对照研究[J]. 世界临床药物，2014，35(7)：399-403，416.
H84	张莹．补肾疏肝化瘀方治疗肾虚肝郁型女性更年期抑郁症的临床研究[D]. 北京：北京中医药大学，2013.
H85	张瑜，李向丽，彭晓明．抗抑郁药配合小柴胡汤治疗抑郁症临床观察[J]. 中华实用中西医杂志，2004，17(7)：1017-1018.
H86	张志全．郁乐疏合剂治疗抑郁症(肝郁化火证)的随机对照研究[D]. 成都：成都中医药大学，2009.
H87	张子梅，王云，冯砚国，等．中西医结合治疗抑郁症 36 例[J]. 医药导报，2009，28(10)：1279-1280.

续表

编号	参考文献
H88	赵海梅,姜红,庞铁良．柴桂开郁汤治疗肝郁痰阻型抑郁症 38 例临床研究[J]. 河北中医,2016,38(2):209-211.
H89	赵雪萍,林汉．氟西汀联用柴胡疏肝散加味治疗产后抑郁症[J]. 辽宁中医杂志,2006(5):586-587.
H90	钟磊．自拟开郁宁神汤治疗抑郁症的临床观察[J]. 光明中医,2013,28(5):931-932.
H91	钟向阳,李秋琼,缪雪娜．自拟柴胡加龙骨牡蛎汤加减治疗抑郁症 50 例[J]. 中国保健营养,2012,(11):4746-4747.
H92	周博,颜红．中西医结合治疗肝郁脾虚型抑郁症 30 例临床疗效观察[J]. 天津中医药,2012,29(4):329-331.
H93	周杰．加味逍遥胶囊治疗轻中度抑郁症气郁化火证多中心随机对照临床研究[D]. 北京:中国中医科学院,2013.
H94	周梦煜．疏肝解郁汤联合西酞普兰治疗抑郁症 40 例[J]. 中医研究,2012,25(3):33-34.
H95	朱晨军,李侠,曲淼．归脾汤治疗心脾两虚型抑郁症 30 例[J]. 中国实验方剂学杂志,2014,20(16):209-213.
H96	朱晶萍．酸枣仁汤加减治疗产后抑郁症疗效观察[J]. 新中医,2014,46(7):105-106.
H97	宗成翠．益肾清心汤治疗抑郁症的临床研究[D]. 济南:山东中医药大学,2014.
H98	AKHONDZADEH S,LADAN K,FOTOUHI L,et al.Comparison of *Lavandula angustifolia* Mill. tincture and imipramine in the treatment of mild to moderate depression:a double-blind,randomized trial [J].Prog Neuropsychopharmacol Biol Psychiatry,2003,27(1):123-127.
H99	AKHONDZADEH S,FALLAH-POUR H,AFKHAM K,et al.Comparison of *Crocus sativus* L. and imipramine in the treatment of mild to moderate depression:a pilot double-blind randomized trial [ISRCTN45683816] [J]. BMC Complement Altern Med,2004,4 :12.
H100	AKHONDZADEH S,TAHMACEBI-POUR N,NOORBALA A-A,et al. *Crocus sativus* L. in the treatment of mild to moderate depression:a double-blind, randomized and placebo-controlled trial [J]. Phytotherapy Research,2005,19(2):148.

续表

编号	参考文献
H101	BASTI A A, MOSHIRI E, NOORBALA A-A, et al. Comparison of petal of *Crocus sativus* L. and fluoxetine in the treatment of depressed outpatients: a pilot double-blind randomized trial [J]. Prog Neuropsychopharmacol Biol Psychiatry, 2007, 31 (2): 439-442.
H102	WU R, ZHU D, XIA Y, et al. A role of Yueju in fast-onset antidepressant action on major depressive disorder and serum BDNF expression: a randomly double-blind, fluoxetine-adjunct, placebo-controlled, pilot clinical study [J]. Neuropsychiatr Dis Treat, 2015, 11 : 2013-2021.
H103	徐峰. 逍遥散配合针灸治疗产后抑郁症的临床研究[J]. 世界中西医结合杂志, 2013, 8 (9): 896-899.
H104	许芳, 唐启盛, 李小黎. 益肾调气法治疗产后抑郁症的随机对照临床研究[J]. 北京中医药, 2013, 32 (3): 200-203.
H105	郭悟振. 甘麦大枣汤合柴胡加龙骨牡蛎汤治疗抑郁症的研究[D]. 南京: 南京中医药大学, 2008.
H106	王鹏. 孙玉信教授应用柴桂汤治疗郁证(抑郁症)临床观察[D]. 郑州: 河南中医药大学, 2013.
H107	尚红梅. 中西医结合治疗产后抑郁症的临床疗效[J]. 中国医学工程, 2012, 20 (11): 63-65.
H108	HEMMETER U, ANNEN B, BISCHOF R, et al. Polysomnographic effects of adjuvant ginkgo biloba therapy in patients with major depression medicated with trimipramine [J]. Pharmacopsychiatry, 2002, 34 (2): 50-59.
H109	何谦. 辨证治疗抑郁症 65 例[J]. 实用中医药杂志, 2012, 28 (6): 465.
H110	侯振方. 中西医结合治疗抑郁症 36 例临床观察[J]. 河南中医, 2005 (10): 67-68.
H111	黄佩珊. 加减柴胡疏肝散联合抗抑郁药物治疗抑郁症 68 例[J]. 陕西中医, 2012, 33 (6): 666-667.
H112	贾晓静. 柴胡疏肝散治疗抑郁症 35 例临床观察[J]. 实用中医内科杂志, 2015, 29 (11): 32-34.
H113	李东海. 愈神丸联合疏肝解郁胶囊治疗抑郁症疗效观察[J]. 光明中医, 2014, 29 (6): 1227-1228.

续表

编号	参考文献
H114	林立．中西医结合治疗抑郁症的临床分析[J]. 中国当代医药,2009,16(18):176-177.
H115	鲁嵒,毛丽军,边薇．周绍华疏肝解郁经验方治疗肝郁气滞型抑郁症临床观察[J]. 辽宁中医杂志,2011,38(10):2024-2026.
H116	曲亚楠．自拟解郁安神汤治疗抑郁症 80 例疗效观察[J]. 中国民间疗法,2014,22(9):35-36.
H117	沈莉,颜红．祛湿化痰法治疗抑郁症 33 例[J]. 新中医,2007(7):66-67.
H118	尉志军．柴胡疏肝散加味配合心理治疗抑郁症 35 例[J]. 中国医院用药评价与分析,2007(5):379-380.
H119	余波,李军．柴胡舒肝散加味治疗抑郁症 36 例[J]. 现代中医药,2008(3):14-15.
H120	赵瑾,贾婷,吴兴曲,等．芪参复康胶囊治疗抑郁症的临床疗效观察[J]. 中国健康心理学杂志,2013,21(6):830-831.
H121	JEONG H G,KO Y H,OH S Y,et al. Effect of Korean red ginseng as an adjuvant treatment for women with residual symptoms of major depression [J]. Asia-Pacific Psychiatry,2015,7(3):330-336.

第六章　抑郁症常用中药的药理研究

导语：本章对随机对照试验中最常使用的中药和方剂的相关实验证据进行了归纳总结。许多中药提取物在抑郁症动物模型中表现出抗抑郁作用。既往报道的研究，涉及神经发生、抗氧化、调节下丘脑-垂体-肾上腺轴等，阐明了中药和方剂提取物抗抑郁作用的潜在机制。

尽管中药常用于抑郁症的临床研究，但基于细胞和动物模型的中药实验研究较为有限。我们回顾分析了以下中药的实验数据：柴胡、白芍、甘草、远志、石菖蒲、枳壳、地黄和丹参。逍遥散和柴胡舒肝散是中药治疗抑郁症随机对照试验中最常用的方剂。因此，我们对该方剂的实验证据进行了归纳和总结。

既往研究已经建立了一些抑郁症的实验模型，以探索中药和方剂的抗抑郁作用。在强迫游泳实验中，实验动物（例如大鼠）处于应激下游泳，这项实验是评估行为绝望的一个指标。强迫游泳实验使实验动物暴露于诱发抑郁状态的应激环境中。

在慢性不可预知应激模型中，动物的下丘脑-垂体-肾上腺轴敏感性逐渐提高，对甜味溶液等愉悦刺激的反应降低。有些研究将此称为慢性不可预知温和应激模型或慢性温和应激模型。

悬尾试验用于评价小鼠的抗抑郁活动。其原理是实验动物经历短期、无法逃脱的应激后进入特有的不动的状态。

本章概述了与中药抗抑郁活性成分相关的药理学实验证据。通过搜索中药专著、高质量中药研究综述、中药百科全书、药物学论著以及 PubMed 等，以确定化合物成分。为确定临床前研究的出版物，在 PubMed 和中国知网

（CNKI）展开文献检索。检索策略涉及各种中药及其化合物成分的术语。提取相关资料数据后总结如下。

一、柴胡

柴胡主要来源于伞形科植物柴胡或狭叶柴胡的干燥根。已经从柴胡中分离出大约 74 种化合物，包括精油、三萜皂苷、聚乙炔、黄酮、木酚素、脂肪酸和甾醇。三萜皂苷、黄酮和精油有多种药理作用，是柴胡的主要活性成分。其粗提取物和单体化合物已经得到广泛研究，研究证实柴胡具有抗炎、抗癌、退热、抗菌、抗病毒、保肝、免疫调节等作用。

在大鼠的突触内，柴胡中的聚乙炔可有效抑制 5- 羟色胺、去甲肾上腺素和多巴胺再摄取，其抗抑郁活性与神经递质抑制剂相当或者更佳。在确诊为抑郁症的 160 名血液透析患者中，治疗组每天服用含 1g 柴胡根粉末的胶囊，连服 3 个月。与对照组相比，柴胡组的血清神经生长因子和血清脑源性神经营养因子水平显著高于对照组（$P<0.01$），而神经生长因子和脑源性神经营养因子在神经元生长、分化和保护中起重要作用。此外，血清神经生长因子和血清脑源性神经营养因子水平与蒙哥马利 - 艾森贝格抑郁评定量表（MADRS）评分负相关，与 RAND-36 健康状况调查问卷评分正相关（$P<0.01$）。这些结果表明，柴胡具有抗抑郁作用，可改善抑郁症患者的生活质量。这些结果也提示，柴胡减轻抑郁症的潜在作用机制是增加神经生长因子。

柴胡具有强大的抗氧化作用，在神经发生期间细胞周期进程的调节中起重要作用。在神经元分化的 SH-SY5Y 细胞内，柴胡可逆转血清剥夺诱导的细胞失活、活性氧的形成、超氧化物歧化酶活性，并调节细胞死亡调节因素 B 细胞淋巴瘤 -2 和 B 细胞淋巴瘤相关蛋白 X（BAX）的水平。柴胡还可逆转血清剥夺反应，减少细胞周期蛋白（cyclinD1）和肿瘤抑制蛋白（磷酸化视网膜母细胞瘤）的表达，增加细胞周期抑制剂 p27 的表达。柴胡的这些抗氧化和抗增殖效应可能促使其发挥抗抑郁的作用。

二、白芍

白芍为毛茛科植物芍药的干燥根。它的主要成分包括单萜类及苷类、三萜类、黄酮、苯酚、单宁酸等。白芍主要的生物化学成分包括芍药苷、五没食子酰葡萄糖、没食子酸、白芍苷和苯甲酸，其中大部分属于单萜糖苷。这些化合物已经被广泛研究，具有抗炎、抗氧化、抗病毒、抗菌、抗肿瘤、抗凝和免疫调节的作用。

白芍苷，一种单萜苷，是白芍的主要成分之一。在可自由活动的大鼠的下丘脑内，微透析结果显示白芍苷（剂量为 3.5、7.0、14.0mg/kg）可抑制 5- 羟色胺和去甲肾上腺素的摄取，与这两种神经递质的转运体高亲和力结合。10μmol/L 白芍苷对许多中枢神经系统受体并无明显亲和力，仅与 5- 羟色胺和去甲肾上腺素结合。这些结果提示，白芍苷可作为有效的抗氧化剂，是一种新型的选择性 5- 羟色胺和去甲肾上腺素再摄取抑制剂。

在强迫游泳实验和悬尾实验中，为期 7 天的白芍苷治疗（剂量为 3.5、7.0 和 14.0mg/kg）显著缩短了抑郁小鼠的不动时间，并且未改变这些小鼠的自主活动。在慢性不可预知应激大鼠模型中，为期 35 天的白芍苷治疗（剂量为 7.0mg/kg 和 14.0mg/kg）可恢复大鼠蔗糖偏好。在旷野实验中，所有剂量水平的白芍苷均显著增加了慢性不可预知应激大鼠模型的交配和饲喂次数。在抑郁症小鼠中，白芍苷治疗还可上调海马脑源性神经营养因子水平，以及海马血清素、血清素代谢物 5- 羟基吲哚乙酸和去甲肾上腺素水平。

在强迫游泳实验和悬尾实验中低、中、高剂量的柴胡和白芍均使抑郁症模型动物不动时间减少。在服用抗精神病药物后，这两味中药联用可以提高海马和皮层组织中 5- 羟色胺和去甲肾上腺素的浓度。这些结果表明，柴胡和白芍联用具有抗抑郁作用。其潜在作用机制为调节海马和皮层组织内的中枢单胺类神经递质。

三、甘草

甘草为豆科植物甘草、胀果甘草或光果甘草的干燥根和根茎。甘草的主要生物活性成分为三萜皂苷和黄酮。以往的研究已证实，甘草具有抗溃疡、抗炎、止痉挛、抗氧化、抗过敏、抗病毒、抗癌、抗抑郁、肝保护、化痰、提高记忆力等作用。

甘草苷是甘草中的黄酮类化合物。在慢性可变应激诱导抑郁症的大鼠模型中，"连续 3 周每天使用甘草苷"可有效改变不动时间和蔗糖消耗，但对旷野活动并无明显作用。甘草苷还可通过提高红细胞超氧化物歧化酶活性、抑制脂质过氧化反应、减少血浆丙二醛生成而产生抗氧化作用，然而抗抑郁药氟西汀则并无此类作用。这些结果提示，甘草苷的抗抑郁作用可能与其抗氧化活性有关。

采用慢性不可预知应激抑郁模型，给予成年大鼠甘草总黄酮提取物(30、100、300mg/kg)。治疗 28 天后，总黄酮提取物表现出抗抑郁功效：增加大鼠交配和饲喂总数，减少旷野实验中所产生的粪便量；缩短强迫游泳实验和悬尾实验中的不动时间。此外，更高浓度的总黄酮提取物(300mg/kg)可降低慢性不可预知应激大鼠的血清肾上腺酮水平。血清肾上腺酮水平是啮齿动物的应激标志物。总黄酮提取物还可增加海马神经发生诱发的细胞增殖，具体表现为海马齿状回颗粒下层的溴脱氧尿苷阳性细胞数量增加。这些结果提示黄酮具有神经发生保护作用。

四、远志

远志为远志科植物远志或卵叶远志的干燥根。远志的主要成分包括三萜皂苷、酮类、寡糖酯等。远志及其提取物具有抗氧化、抗炎、改善认知和保护大脑的作用。

采用放射性配基受体结合实验和行为实验监测远志三萜皂苷成分(远志 -1~ 远志 -6)的抗抑郁作用。远志 -1、远志 -3、远志 -5 和远志 -6 在小鼠的悬尾实验和强迫游泳实验中表现出抗抑郁活性，对自主活动则无作用，其中远志-1的最小有效剂量(2.5mg/kg)低于度洛西汀(5mg/kg)。度洛西汀是治疗抑郁症时常用的一种5-羟色胺去甲肾上腺素再摄取抑制剂。此外，远志-1(1mmol/L)对5-羟色胺、去甲肾上腺素和多巴胺转运体有较高的亲和力。急性毒性实验表明，远志-1的半数致死量(86.5mg/kg)与度洛西汀相似(73.2mg/kg)。这些结果提示了远志-1、远志-3、远志-5、远志-6具有抗抑郁作用。

在慢性温和应激抑郁症大鼠模型中评估了远志的活性成分YZ-50。连续28天反复给予140mg/kg和280mg/kg YZ-50可逆转慢性不可预知应激诱发的蔗糖消耗、血浆肾上腺酮水平和改变旷野活动的变化。YZ-50还可提高海马中的脑源性神经营养因子mRNA的含量，从而抵消慢性温和应激导致的细胞增殖减少。YZ-50可逆转慢性温和应激对大鼠心境和行为的伤害作用，其具备的抗抑郁活性可部分经由神经内分泌和神经保护系统调节，下丘脑-垂体-肾上腺轴可能在这一过程中起到了重要作用。

在8周龄雄性C54BI/6小鼠中，单次口服远志提取物(0.1mg/kg)30分钟后，强迫游泳实验和悬尾实验中的绝望行为减少，这一结果证明了远志提取物具有抗抑郁作用。在评估啮齿动物寻求奖励行为的嗅探雌性尿液实验中发现，远志可增加享乐行为。研究表明，远志提取物能减少慢性应激动物模型的快感缺乏(糖精偏好实验)，而单胺类抗抑郁药则需要多次重复给药。从细胞水平来看，远志提取物可大幅减少海马中的GluR1 Ser845磷酸化，同时不会改变海马mTOR Ser2448磷酸化。这说明远志提取物可通过调节抑郁症关键神经通路，参与谷氨酸突触反应调节，而快速发挥抗抑郁作用。

3,6′-二芥子酰基蔗糖(DISS)是远志根中的一种活性寡糖酯。在慢性温和应激诱发抑郁症的实验中，大鼠暴露于慢性温和应激后，脑内单胺氧化酶(MAO)-A和MAO-B(可分解神经递质、导致神经递质水平下降的酶)、血浆皮质醇以及丙二醛(氧化应激的标志物)水平升高，而超氧化物歧化酶的抗氧化活性则降低。DISS可显著抑制MAO-A和MAO-B的活性，防止血浆皮质醇水平(下丘脑-垂体-肾上腺轴激活的指标)升高。此外，DISS还能增强超氧

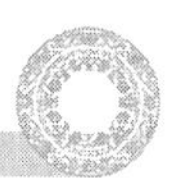

化物歧化酶的抗氧化活性，抑制脂质过氧化，减少丙二醛的产生。这些结果均显示了 DISS 的抗氧化活性。

另有一项研究在慢性温和应激大鼠模型实验中使用 28 天远志提取物 DISS（10mg/kg 和 20mg/kg）灌胃，结果显示可通过增加蔗糖消耗量来改善奖励反应。血清皮质醇、促肾上腺皮质激素和促肾上腺皮质激素释放激素水平的降低以及糖皮质激素受体和盐皮质激素受体 mRNA 表达的增加说明 DISS 有调节下丘脑 - 垂体 - 肾上腺轴的作用。

DISS 可以逆转应激诱导的蔗糖消耗，改变海马 miRNA 和蛋白、细胞黏附分子 L1（CAM-L1）、层粘连蛋白、cAMP 应答元件结合蛋白和脑源性神经营养因子的水平。

五、石菖蒲

石菖蒲为天南星科植物石菖蒲的干燥根茎，其主要成分为挥发油类，如 α- 细辛醚、β- 细辛醚、γ- 细辛醚、氨基酸等。挥发油类被认为是石菖蒲的活性成分。细辛醚占石菖蒲中所有挥发油类的 90% 以上。α- 细辛醚和 β- 细辛醚已经被证实具有抗癫痫、抗焦虑、神经保护和降血脂等作用。

在强迫游泳实验和悬尾实验中，20mg/kg α- 细辛醚和 120mg/kg β- 细辛醚可显著缩短大鼠的不动时间。抑郁小鼠模型的悬尾实验中，低剂量 α- 细辛醚（15mg/kg 和 20mg/kg，腹腔注射）表现出抗抑郁的双相调节作用；使用高剂量 α- 细辛醚（50mg/kg 和 100mg/kg，腹腔注射）治疗，小鼠表现出抑郁样活动。α- 细辛醚的抗抑郁作用被 α-1 和 α-2 肾上腺素受体以及 5- 羟色胺 1A 受体抗拮抗剂预治疗所逆转，这说明 α- 细辛醚的抗抑郁作用通过调节去甲肾上腺素能（α1 和 α2 肾上腺素受体）和 5- 羟色胺能（5- 羟色胺 1A 受体）系统来实现。

在慢性不可预知温和应激大鼠模型中，β- 细辛醚治疗可部分逆转强迫游泳和蔗糖偏好实验中的抑郁样行为。进一步分析显示，海马神经发生增加，脑源性神经生长因子在转录和翻译水平上表达增加。慢性不可预知温和应激导致细胞外信号调节激酶（ERK）1、2 和 cAMP 反应元件结合蛋白(CREB)磷酸化显著降低,这是抑郁症的一个重要神经机制。值得注意的是,在无应激的大鼠中,β-细辛醚的治疗对所研究的ERK1/2-CREB通路内任何蛋白质的总水平或磷酸化状态无影响,这说明β-细辛醚在应激依赖性中起作用,阻断ERK1/2-CREB信号传递,并影响神经发生的方式。

六、枳壳

枳壳为芸香科植物酸橙的干燥未成熟果实。枳壳的主要化学成分包括挥发油类、黄酮类和生物碱类。既往研究已经证实,枳壳具有改善缺血和排肾石以及调节胃肠蠕动的功能。

枳壳的主要成分为柚皮苷、橘皮苷、新橙皮苷和川陈皮素,它们可剂量依赖性对皮质酮诱导的神经元分化嗜铬细胞瘤PC12的细胞神经毒性产生神经保护作用。与溶剂对照组相比,枳壳水提物可在强迫游泳实验中显著减少大鼠的不动时间,并剂量依赖性增加大鼠的自主活动。体外和体内研究结果均表明枳壳有抗抑郁和神经保护的作用。

七、地黄

地黄来源于玄参科植物地黄的干燥块根。已确定的化学成分包括环烯醚萜苷、糖类、有机酸以及氨基酸等。既往研究表明,地黄具有抗过敏及抗炎作用。

在慢性不可预知温和应激抑郁症模型中,低剂量熟地黄(2.5g/kg)可改善小鼠的运动减少,但高剂量熟地黄(5g/kg)则并无这样的作用。慢性不可预知温和应激的诱发使得胃溃疡恶化、肝脏丙二醛含量升高,并导致总抗氧化能力、谷胱甘肽含量以及超氧化物歧化酶和过氧化氢酶活性下降。熟地黄能剂量依赖性改善此类小鼠的抗氧化活性。既往研究结果表明,地黄的作用与抗抑郁药氯米帕明相似。综上,熟地黄表现出抗氧化和抗抑郁作用。

八、丹参

丹参为唇形科植物丹参的根。其已知的主要化学成分包括二萜醌类和酚酸类等。丹参具有抗氧化、抗高血脂和抗癌作用。

丹酚酸是丹参中含量最多、生物活性最大的成分。在强迫游泳实验和悬尾实验中，给予小鼠高、中、低剂量丹酚酸B（5、10、20mg/kg，腹腔注射）均可显著缩短不动时间，同时不会改变自发活动。丹酚酸B可以逆转慢性温和应激小鼠的蔗糖偏好度的降低，并显著缩短不动时间，提示小鼠情绪获得改善。丹酚酸B还可以显著改善慢性温和应激小鼠海马和皮层内促炎性与抗炎性细胞因子之间的失衡：显著减少促炎性细胞因子1β和肿瘤坏死因子-α的表达，增加抗炎性细胞因子白介素-10和转变生长因子β的表达，并使升高的皮质酮含量恢复正常。此外，丹酚酸B还可显著减少慢性温和应激小鼠海马及皮层内细胞凋亡和小胶质细胞激活。以上作用在丙米嗪药物治疗组并未发现。综上，丹酚酸B在慢性温和应激抑郁症小鼠模型中表现出了抗抑郁活性和抗氧化活性，可调节免疫炎症因子，并抑制海马和皮层中的小胶质细胞的凋亡。

九、逍遥散

逍遥散是抑郁症临床试验中最常用的方剂之一，其组成包括：柴胡、当归、茯苓、白术、薄荷、生姜和甘草。

在干扰素α（IFN-α）诱导的小鼠抑郁症模型中，逍遥散和艾司西酞普兰治疗能够明显改善减少小鼠强迫游泳实验和悬尾实验中的蔗糖消耗和不动时间。此外，逍遥散还减少了小鼠中缝背核小胶质细胞的数量和吲哚胺-2，3-双加氧酶-1的表达，从而显著增加5-羟色胺的表达。在社会隔离和慢性不可预知温和应激大鼠模型中，逍遥散提取物可以改善大鼠的抑郁样行为。下丘脑-垂体-肾上腺轴亢进表现为皮质酮和尿皮质素2水平上调，而逍遥散提取物则可下调这两者的水平。此外，逍遥散还可以提高神经细胞数量。

基于慢性限制性应激的大鼠模型研究了逍遥散对蓝斑去甲肾上腺素能系统的影响。慢性限制性应激的大鼠蓝斑中血清去甲肾上腺素和去甲肾上腺素生物合成酶显著增多，如酪氨酸羟化酶、多巴胺羟化酶和促肾上腺皮质激素释放因子等。与模型组相比，逍遥散干预组，其去甲肾上腺素水平、酪氨酸羟化酶、多巴胺 β- 羟化酶和促肾上腺皮质激素释放因子的表达显著降低。提示逍遥散水提物通过抑制蓝斑神经元活性改善大鼠抑郁样行为。临床前研究表明，逍遥散可能通过多种机制发挥其抗抑郁作用。

十、柴胡舒肝散

柴胡疏肝散也是抑郁症临床研究中最常用的中药方剂之一，其药物组成包括：柴胡、陈皮、白芍、甘草、枳壳、川芎和香附。

在慢性不可预知应激的大鼠实验中，长期给予柴胡疏肝散水提取物(5.9g/kg) 14 天及以上，可减少抑郁样行为，如体重增加减少以及旷野实验中的自发活动减少。柴胡疏肝散还可以降低蔗糖消耗，与抗抑郁药氟西汀作用相当。

柴胡疏肝散水提取物可使慢性不可预知温和应激大鼠海马细胞外信号调节激酶 ERK5 的活性显著降低。柴胡疏肝散水提取物可逆转应激诱发的细胞外信号调节激酶 -5 活性下降。慢性不可预知温和应激大鼠海马中磷酸化 ERK1/2（P-ERK1/2）及 P-ERK1/2 与总 ERK1/2 比值降低，通过长期给予柴胡疏肝散水提取物可缓解这一情况。C-Jun 氨基末端激酶信号转导在神经细胞凋亡中起重要作用。柴胡疏肝散水提取物可以抑制慢性不可预知温和应激大鼠海马组织中的 C-Jun 氨基末端激酶的表达。这些研究表明，柴胡疏肝散通过多途径、多靶点发挥其抗抑郁的作用。

十一、常用中药药理作用总结

在抑郁症动物模型实验中，中药及其化合物显示出抗抑郁活性。既往研究表明，中药的抗氧化及神经内分泌和神经递质调节作用可能是其抗

抑郁活性的机制。目前的实验证据表明，中药化合物通过多途径和多靶点发挥其抗抑郁作用。为进一步阐明中药的抗抑郁作用机制，未来需要进一步利用神经细胞模型或抑郁症动物模型研究中药关键的化合物及化合物组合。

参 考 文 献

1. PORSOLT R D, ANTON G, BLAVET N, et al. Behavioural despair in rats: a new model sensitive to antidepressant treatments [J]. Eur J Pharmacol, 1978, 47 (4): 379-391.
2. PORSOLT R D, LE PICHON M, JALFRE M. Depression: a new animal model sensitive to antidepressant treatments [J]. Nature, 1977, 266 (5604): 730-732.
3. YANKELEVITCH-YAHAV R, FRANKO M, HULY A, et al. The forced swim test as a model of depressive-like behavior [J]. J Vis Exp, 2015, 2 (97): 52587.
4. WILLNER P, WILKES M, ORWIN A. Attributional style and perceived stress in endogenous and reactive depression [J]. J Affect Disord, 1990, 18 (4): 281-287.
5. STERU L, CHERMAT R, THIERRY B, et al. The tail suspension test: a new method for screening antidepressants in mice [J]. Psychopharmacology (Berl), 1985, 85 (3): 367-370.
6. CRYAN J F, MOMBEREAU C, VASSOUT A. The tail suspension test as a model for assessing antidepressant activity: review of pharmacological and genetic studies in mice [J]. Neurosci Biobehav Rev, 2005, 29 (4-5): 571-625.
7. ZHOU J, XIE G, YAN X. Encyclopedia of Traditional Chinese Medicine: molecular structures, pharmacological activities, natural sources and applications [M]. Berlin: Springer, 2011.
8. BENSKY D, CLAVEY S, STOGER E. Chinese herbal medicine materia medica [M]. 3rd ed. Seattle, US: Eastland Press, Inc. , 2004.
9. YANG F, DONG X, YIN X, et al. Radix Bupleuri: a review of traditional uses, Botany, phytochemistry, pharmacology, and toxicology [J]. Biomed Res Int, 2017, 2017: 7597596.
10. LIU J, FANG Y, YANG L, et al. A qualitative, and quantitative determination and pharmacokinetic study of four polyacetylenes from Radix Bupleuri by UPLC-PDA-MS [J]. J Pharm Biomed Anal, 2015, 111: 257-265.
11. WANG X, FENG Q, XIAO Y, et al. Radix Bupleuri ameliorates depression by increasing nerve growth factor and brain-derived neurotrophic factor [J]. Int J Clin Exp Med, 2015, 8 (6): 9205-9217.
12. SEO M K, CHO H Y, LEE C H, et al. Antioxidant and proliferative activities of Bupleuri Radix extract against serum deprivation in SH-SY5Y cells [J]. Psychiatry Investig, 2013, 10 (1): 81-88.

13. PARKER S, MAY B, ZHANG C, et al. A pharmacological review of bioactive constituents of *Paeonia lactiflora* Pallas and *Paeonia veitchii* Lynch [J]. Phytother Res, 2016, 30 (9): 1445-1473.
14. HE D Y, DAI S M. Anti-inflammatory and immunomodulatory effects of *Paeonia Lactiflora* Pall. , a traditional Chinese herbal medicine [J]. Front Pharmacol, 2011, 25 (2): 10.
15. JIN Z L, GAO N, XU W, et al. Receptor and transporter binding and activity profiles of albiflorin extracted from Radix Paeoniae Alba [J]. Sci Rep, 2016, 6: 33793.
16. WANG Y L, WANG J X, HU X X, et al. Antidepressant-like effects of albiflorin extracted from Radix Paeoniae Alba [J]. J Ethnopharmacol, 2016, 179: 9-15.
17. WANG Y, GAO S M, LI R, et al. Antidepressant-like effects of the Radix Bupleuri and Radix Paeoniae Alba drug pair [J]. Neurosci Lett, 2016, 633: 14-20.
18. ZHANG Q, YE M. Chemical analysis of the Chinese herbal medicine Gan-Cao (licorice) [J]. J Chromatogr A, 2016, 1216 (11): 1954-1969.
19. ZHAO Z, WANG W, GUO H, et al. Antidepressant-like effect of liquiritin from *Glycyrrhiza uralensis* in chronic variable stress induced depression model rats [J]. Behav Brain Res, 2008, 194 (1): 108-113.
20. FAN ZZ, ZHAO WH, GUO J, et al. Antidepressant activities of flavonoids from *Glycyrrhiza uralensis* and its neurogenesis protective effect in rats [J]. Yao Xue Xue Bao, 2012, 47 (12): 1612-1617.
21. LING Y, LI Z, CHEN M, et al. Analysis and detection of the chemical constituents of Radix Polygalae and their metabolites in rats after oral administration by ultra high-performance liquid chromatography coupled with electrospray ionization quadrupole time-of-flight tandem mass spectrometry [J]. J Pharm Biomed Anal, 2013, 85: 1-13.
22. CHEONG M H, LEE S R, YOO H S, et al. Anti-inflammatory effects of *Polygala tenuifolia* root through inhibition of NF-kappa B activation in lipopolysaccharide-induced BV2 microglial cells [J]. J Ethnopharmacol, 2011, 137 (3): 1402-1408.
23. CHO N, HUH J, YANG H, et al. Chemical constituents of *Polygala tenuifolia* roots and their inhibitory activity on lipopolysaccharide-induced nitric oxide production in BV2 microglia [J]. J Enzyme Inhib Med Chem, 2012, 27 (1): 1-4.
24. IKEYA Y, TAKEDA S, TUNAKAWA M, et al. Cognitive improving and cerebral protective effects of acylated oligosaccharides in *Polygala tenuifolia* [J]. Biol Pharm Bull, 2004, 27 (7): 1081-1085.
25. JIN Z L, GAO N, ZHANG J R, et al. The discovery of Yuanzhi-1, a triterpenoid saponin derived from the traditional Chinese medicine, has antidepressant-like activity [J]. Prog Neuropsychopharmacol Biol Psychiatry, 2014, 53: 9-14.
26. HU Y, LIU P, GUO D H, et al. Antidepressant effects of the extract YZ-50 from *Polygala tenuifolia* in chronic mild stress treated rats and its possible mechanisms [J]. Pharm Biol, 2010, 48 (7): 794-800.

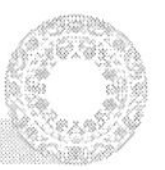

27. SHIN I J, SON S U, PARK H, et al. Preclinical evidence of rapid-onset antidepressant-like effect in Radix Polygalae extract [J]. PLoS One, 2014, 9 (2): e88617.

28. HU Y, LIU M, LIU P, et al. Possible mechanism of the antidepressant effect of 3,6′-disinapoyl sucrose from *Polygala tenuifolia* Willd [J]. J Pharm Pharmacol, 2011, 63 (6): 869-874.

29. HU Y, LIAO H B, LIU P, et al. A bioactive compound from *Polygala tenuifolia* regulates efficiency of chronic stress on hypothalamic-pituitary-adrenal axis [J]. Pharmazie, 2009, 64 (9): 605-608.

30. HU Y, LIAO H B, DAI-HONG G, et al. Antidepressant-like effects of 3,6′-disinapoyl sucrose on hippocampal neuronal plasticity and neurotrophic signal pathway in chronically mild stressed rats [J]. Neurochem Int, 2010, 56 (3): 461-465.

31. LAM K Y C, YAO P, WANG H, et al. Asarone from Acori Tatarinowii Rhizome prevents oxidative stress-induced cell injury in cultured astrocytes: a signaling triggered by Akt activation [J]. PLoS One, 2017, 12 (6): e0179077.

32. CHELLIAN R, PANDY V, MOHAMED Z. Pharmacology and toxicology of alpha- and beta-asarone: a review of preclinical evidence [J]. Phytomedicine, 2017, 32: 41-58.

33. HAN P, HAN T, PENG W, et al. Antidepressant-like effects of essential oil and asarone, a major essential oil component from the rhizome of *Acorus tatarinowii* [J]. Pharm Biol, 2013, 51 (5): 589-594.

34. CHELLIAN R, PANDY V, MOHAMED Z. Biphasic effects of alpha-asarone on immobility in the tail suspension test: evidence for the involvement of the noradrenergic and serotonergic systems in its antidepressant-like activity [J]. Front Pharmacol, 2016, 7: 72.

35. DONG H, GAO Z, RONG H, et al. Beta-asarone reverses chronic unpredictable mild stress-induced depression-like behavior and promotes hippocampal neurogenesis in rats [J]. Molecules, 2014, 19 (5): 5634-5649.

36. JIANG Y, BAI X, ZHU X, et al. The effects of Fructus Aurantii extract on the 5-hydroxytryptamine and vasoactive intestinal peptide contents of the rat gastrointestinal tract [J]. Pharm Biol, 2014, 52 (5): 581-585.

37. WU M, ZHANG H, ZHOU C, et al. Identification of the chemical constituents in aqueous extract of Zhi-Qiao and evaluation of its antidepressant effect [J]. Molecules, 2015, 20 (4): 6925-6940.

38. KANG M, KIM J H, CHO C, et al. Anti-ischemic effect of Aurantii Fructus on contractile dysfunction of ischemic and reperfused rat heart [J]. J Ethnopharmacol, 2007, 111 (3): 584-591.

39. LI X, LIANG Q, SUN Y, et al. Potential mechanisms responsible for the antinephrolithic effects of an aqueous extract of Fructus Aurantii [J]. Evid Based Complement Alternat Med, 2015, 2015: 491409.

40. TAN W, LI Y, WANG Y, et al. Anti-coagulative and gastrointestinal motility regulative activ-

ities of Fructus Aurantii Immaturus and its effective fractions [J]. Biomed Pharmacother, 2017, 90: 244-252.

41. ZHANG Y J, HUANG W, HUANG X, et al. Fructus Aurantii induced antidepressant effect via its monoaminergic mechanism and prokinetic action in rat [J]. Phytomedicine, 2012, 19 (12): 1101-1107.
42. BAEK G H, JANG Y S, JEONG S I, et al. *Rehmannia glutinosa* suppresses inflammatory responses elicited by advanced glycation end products [J]. Inflammation. 2012, 35 (4): 1232-1241.
43. HAN Y, JUNG H W, LEE J Y, et al. 2,5-dihydroxyacetophenone isolated from Rehmanniae Radix Praeparata inhibits inflammatory responses in lipopolysaccharide-stimulated RAW264. 7 macrophages [J]. J Med Food, 2012, 15 (6): 505-510.
44. SUNG Y Y, YOON T, JANG J Y, et al. Topical application of *Rehmannia glutinosa* extract inhibits mite allergen-induced atopic dermatitis in NC/Nga mice [J]. J Ethnopharmacol, 2011, 134 (1): 37-44.
45. ZHANG D, WEN X S, WANG X Y, et al. Antidepressant effect of Shudihuang on mice exposed to unpredictable chronic mild stress [J]. J Ethnopharmacol, 2009, 123 (1): 55-60.
46. SU C Y, MING Q L, RAHMAN K, et al. *Salvia miltiorrhiza*: traditional medicinal uses, chemistry, and pharmacology [J]. Chin J Nat Med, 2015, 13 (3): 163-182.
47. HO J H, HONG C Y. Salvianolic acids: small compounds with multiple mechanisms for cardiovascular protection [J]. J Biomed Sci, 2011, 18 (1): 30.
48. FENG Y, YOU Z, YAN S, et al. Antidepressant-like effects of salvianolic acid B in the mouse forced swim and tail suspension tests [J]. Life Sci, 2012, 90 (25-26): 1010-1014.
49. ZHANG J Q, WU X H, FENG Y, et al. Salvianolic acid B ameliorates depressive-like behaviors in chronic mild stress-treated mice: involvement of the neuroinflammatory pathway [J]. Acta Pharmacol Sin, 2016, 37 (9): 1141-1153.
50. WANG M, HUANG W, GAO T, et al. Effects of Xiao Yao San on interferon-alpha-induced depression in mice [J]. Brain Res Bull, 2018, 139: 197-202.
51. ZHU X, XIA O, HAN W, et al. Xiao Yao San Improves depressive-like behavior in rats through modulation of beta-arrestin 2-mediated pathways in hippocampus [J]. Evid Based Complement Alternat Med, 2014, 2014: 902516.
52. DING X F, ZHAO X H, TAO Y, et al. Xiao Yao San improves depressive-like behaviors in rats with chronic immobilization stress through modulation of locus coeruleus-norepinephrine system [J]. Evid Based Complement Alternat Med, 2014, 2014: 605914.
53. LI Y H, ZHANG C H, QIU J, et al. Antidepressant-like effects of Chaihu-Shugan-San via SAPK/JNK signal transduction in rat models of depression [J]. Pharmacogn Mag, 2014, 10 (39): 271-277.
54. QIU J, HU S Y, ZHANG C H, et al. The effect of Chaihu-Shugan-San and its components on the expression of ERK5 in the hippocampus of depressed rats [J]. J Ethnopharmacol.

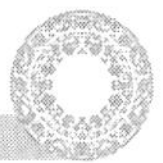

2011, 152 (2): 320-326.
55. WANG S E, HU S Y, ZHANG C H, et al. Effect of Chaihu Shugan San and its components on expression of ERK1/2 mRNA in the hippocampus of rats with chronic mild unpredicted stress depression [J]. Zhong Nan Da Xue Xue Bao Yi Xue Ban, 2011, 36 (2): 93-100.

第七章 针刺及相关疗法的临床研究证据

导语：针刺及相关治疗方法可应用于抑郁症的治疗。本章分析评价了56项已发表的针刺及相关疗法治疗抑郁症的临床试验研究，其中包括48项随机对照试验及8项无对照研究。以上研究表明针刺可减轻抑郁症严重程度，并改善抑郁症状。

针刺治疗是中医治疗中的重要部分，通过刺激穴位以达到调节阴阳、恢复身体健康的目的。本研究涉及刺激穴位的方法包括：

- 针刺：将针灸针刺入穴位直接进行刺激。
- 电针：针刺刺入穴位后，在针上通以微量电流波。
- 激光：以低强度激光刺激穴位。
- 经皮神经电刺激(TENS)：经皮肤输出低频脉冲电流。

20世纪起，许多具有悠久历史的传统针刺疗法与现代疗法结合诞生了新的治疗方法，例如电针、激光、TENS等。

一、现有系统评价证据

在本项研究之前，10篇系统评价和Meta分析评估了针刺及相关疗法治疗抑郁症的疗效，其中包括单独治疗以及联合药物治疗。Smith等(2010年)的研究共纳入30项临床试验研究(2 812名受试者)来对比针刺与不同治疗方法治疗抑郁症的疗效。Meta分析结果显示与空白对照或假针对照相比，针刺治疗抑郁症的疗效证据不足。2项临床试验研究发现，针刺联合药物治疗可能会比单独使用药物获得更好的疗效。但是，大多数临床试验的结果提示

针刺、电针及药物治疗的疗效无组间差异。作者总结，暂无充分的研究证据推荐抑郁症患者使用针刺治疗，大多数符合纳入标准的临床试验研究的结果均受限于高风险偏倚。

另一篇综述（Stub 2013 年）评估了 26 个随机对照试验（2 173 名受试者）抑郁症患者接受针灸治疗后的疗效，使用了汉密尔顿抑郁量表（HAMD）作为疗效结局评价。与对照组相比，针灸在改善抑郁症方面效果显著。亚组分析表明，在治疗抑郁症方面，电针和普通针刺与药物治疗效果相似。由于研究报告纳入的文章的方法学质量普遍偏低，需进一步严格把控其纳入研究的研究质量。

Shen 等人在 2014 年，纳入了 13 项研究（884 名受试者）评估针灸治疗抑郁症的疗效。Meta 分析结果表明，在提高有效率方面，针灸比药物治疗更有效。针灸组和药物治疗组的不良事件数量没有显著差异。由于纳入研究的方法学存在缺陷，应谨慎解释结果。

Zhang 2010 年评估了针刺治疗作为单一疗法以及联合治疗法（针刺联合药物治疗）治疗抑郁症的有效性。该系统评价基于高质量随机对照试验（RCT），Meta 分析纳入了被确定为高质量研究（Jadad 评分≥ 3）的 20 项随机对照试验（1 998 名受试者），结果提示暂无充分证据支持针刺联合抗抑郁药比单独使用抗抑郁药治疗抑郁症的疗效更佳。与抗抑郁药相比，针灸和假针灸治疗几乎没有不良反应。得出结论：针灸治疗抑郁症安全有效，可考虑作为抑郁症的治疗方法。

Chan 等人在 2015 年的研究中比较了针灸联合抗抑郁药治疗和抗抑郁药单独使用的疗效。该系统评价研究包括 13 项研究，共 1 046 名受试者。Meta 分析结果显示，较单独使用抗抑郁药物[选择性 5- 羟色胺再摄取抑制剂（SSRIs）]，针灸联合抗抑郁药物治疗在改善 HAMD 评分和有效率方面，统计学具有显著差异。

Zhang 等人在 2016 年的研究中评估 SSRIs 联合电针治疗的有效性和安全性。他们对 6 项随机对照试验（含 431 名受试者）进行了分析，Meta 分析结果显示，1~4 周治疗后，与 SSRIs 单独治疗相比，SSRIs 联合电针治疗组的汉密尔顿抑郁量表（HAMD）、抑郁自评量表（SDS）、抗抑郁药不良反应量表

(SERS)等各项测量评分改善更明显。作者认为,对于原发性抑郁症的早期治疗,SSRIs 联合电针治疗比 SSRIs 单独治疗更有效。

二、临床研究文献筛选

中英文数据库检索命中 41 942 篇文献,其中 2 218 篇文献纳入全文筛查,56 项(A1~A56)临床研究符合纳入标准,48 项研究为随机对照试验,8 项研究为无对照研究(图 7-1)。

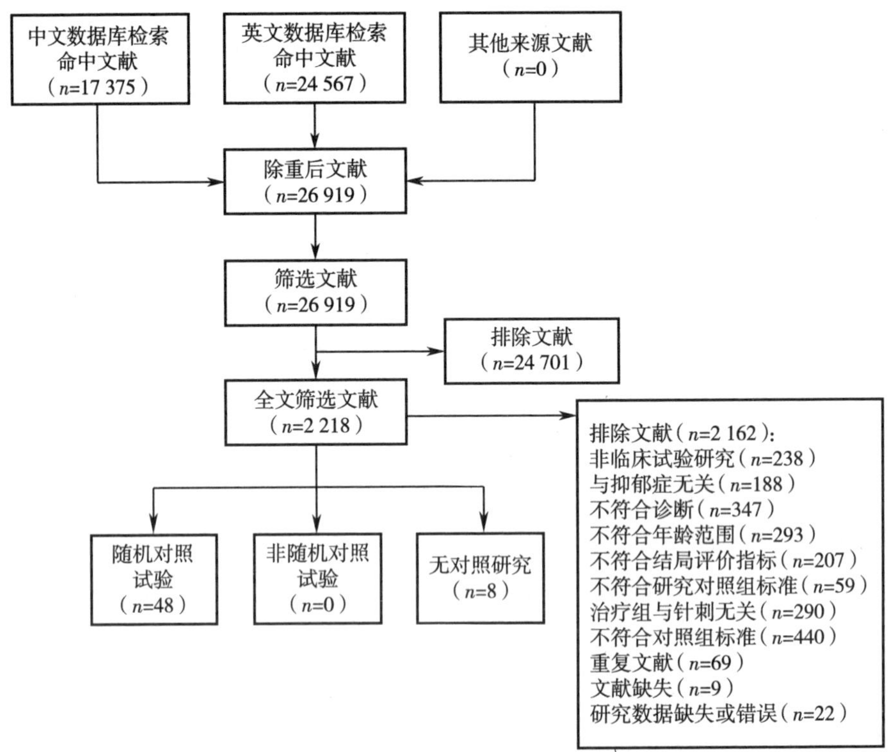

图 7-1 研究文献筛选流程图:针刺及相关疗法

随机对照试验研究总共纳入 4 032 名受试者,无对照研究总共纳入 370 名受试者。研究治疗时间为 2~24 周,将近半数(24 项研究)的随机对照研究的治疗时间为 6 周。有 17 项研究报告了中医证候,最常见的证候是肝气郁滞,其他中医证候包括心脾两虚、肝气郁结及脾虚、气郁生热、痰瘀阻络、心神

受扰。

在纳入的研究中评估了四种不同的针灸疗法：

- 体针（*n*=33）
- 电针（*n*=15）
- 经皮神经电刺激（*n*=2）
- 激光针灸（*n*=1）

所纳入临床研究中使用频率最高的穴位是百会(35 项研究)。其他常用穴位包括内关(23 项研究)、印堂(22 项研究)、太冲(20 项研究)、三阴交(15 项研究)及神门(12 项研究)。

RCT 研究偏倚风险评估

48 项 RCTs 研究均描述为“随机试验”,30 项研究报告了详细的随机序列生成信息,2 项研究使用了不恰当的随机序列生成方法,包括交替随机或使用偶数和奇数(A11、A43),并判定为该评价体系的高风险偏倚。对于分配方案隐藏,6 项研究清楚说明了恰当的分配隐藏方法(A4、A13、A20、A25、A27、A28)。其余研究没有提供足够的分配方案隐藏信息。6 项研究详细描述了对受试者实施设盲的操作,包括假针灸、假电针或假激光的操作(A13、A16、A11、A27、A38、A39)。在针灸研究中盲法设置较困难,但在使用假电针或激光疗法的 3 项研究(A13、A16、A27)中实现了对实施者设盲的操作。15 项研究对结局评价者设盲做了描述,并被判定为在该评价体系低风险偏倚(A4、A5、A13、A16、A18、A20、A25、A26、A27、A29、A30、A31、A32、A37、A39)。所有研究都在受试者退出和数据估算方法上提供了详细信息,在不完整结局数据评价方面,所有研究被判定为低风险偏倚。对于选择性结局报告,由于研究的方案无法获得,因此所有研究判定为偏倚风险不确定。总之,纳入研究的方法学质量判断因研究细节信息不完整而受到限制(表 7-1)。

表 7-1 随机对照试验的偏倚风险评估：针刺

偏倚风险评估条目	低风险 / n(所占比例 /%)	不确定 / n(所占比例 /%)	高风险 / n(所占比例 /%)
随机序列生成	30(61.2%)	17(34.7%)	2(4.1%)
分配方案隐藏	6(12.2%)	43(87.8%)	0(0)
受试者设盲	6(12.2%)	2(4.1%)	41(83.7%)
研究人员设盲*	3(6.1%)	2(4.1%)	44(89.8%)
结局评价者设盲	15(30.6%)	1(2%)	33(67.3%)
结果数据的完整性	49(100%)	0(0)	0(0)
选择性报告研究结果	0(0)	49(100%)	0(0)

注：* 在手针疗法研究中，要对研究人员实施设盲有困难。

三、针刺治疗的临床研究

39 项研究探讨了针刺治疗抑郁症的效果，33 项研究为随机对照试验（A1、A2、A4、A5、A6、A9、A10、A12、A13、A14、A17、A18、A19、A20、A21、A22、A23、A24、A25、A28、A30、A32、A33、A34、A35、A36、A38、A40、A41、A42、A44、A45、A47），6 项为无对照研究（A49~A52、A55、A56）。

（一）针刺的随机对照试验

22 项研究将针刺治疗和单独使用抗抑郁药进行比较，10 项研究对比了针刺联合抗抑郁药和单独使用抗抑郁药，2 项研究对比了针刺治疗和假针治疗。共计 2 757 人纳入研究，治疗时间为 4~24 周，大多数研究（15 项）的治疗时间为 6 周。10 项研究报告了中医辨证，最常见的中医证候是肝气郁结、心脾两虚（表 7-2）。

1. 针刺 vs. 抗抑郁药

（1）汉密尔顿抑郁量表（HAMD）

纳入研究使用了三个版本的 HAMD 作为结局评价指标，包括 HAMD-17、HAMD-21、HAMD-24。所有使用 HAMD 的研究都分在一组，并使用标准化均差（*SMD*）进行分析，不同的 HAMD 版本分成亚组进行分析。21 项研究（1 656 名受试者）使用 HAMD 评分作为疗效评价指标，比较针刺和抗抑郁药。

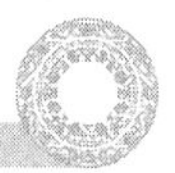

与抗抑郁药相比，接受针刺治疗的患者 HAMD 评分明显改善（*SMD*–0.23［–0.46，–0.01］；I^2=79.7%）。亚组分析旨在探索研究之间的异质性（表 7-2）。

表 7-2 针刺 vs. 抗抑郁药：所有版本 HAMD

亚组	研究数（受试者数量）	*SMD*［95%*CI*］，I^2%	纳入研究
所有研究	21（1 656）	*SMD*–0.35［–0.57，–0.14］*，I^2=77.3%	A2、A4、A5、A6、A9、A12、A13、A17、A21、A23、A24、A28、A30、A32、A33、A36、A40、A41、A42、A45、A47
HAMD-17	10（639）	*MD*–0.11［–0.50，0.29］，I^2=81.7%	A4、A9、A12、A13、A24、A28、A36、A40、A41、A47
HAMD-24	10（969）	*MD*–0.30［–0.60，–0.004］*，I^2=84.5%	A2、A5、A6、A17、A21、A23、A32、A33、A42、A45
随机序列生成低风险偏倚	13（1 007）	*SMD*–0.13［–0.46，0.21］，I^2=84.2%	A2、A4、A13、A17、A21、A23、A24、A28、A30、A32、A33、A40、A47
治疗时间≤6 周	14（1 173）	*SMD*–0.270［–0.540，0.00］，I^2=79.7%	A2、A5、A6、A17、A23、A24、A30、A33、A36、A40、A41、A45、A46、A47
治疗时间 >6 周	7（483）	*SMD*–0.16［–0.62，0.30］，I^2=82.6%	A4、A9、A12、A13、A21、A28、A32
对比 SSRIs	20（1 592）	*SMD*–0.25［–0.49，–0.01］*，I^2=80.5%	A2、A4、A5、A6、A9、A12、A13、A17、A21、A23、A24、A28、A30、A33、A36、A40、A41、A42、A45、A47
对比氟西汀	18（1 512）	*SMD*–0.31［–0.53，–0.09］*，I^2=76%	A2、A5、A6、A9、A12、A17、A21、A23、A24、A28、A30、A33、A36、A40、A41、A42、A45、A47

续表

亚组	研究数(受试者数量)	SMD[95%CI],I^2%	纳入研究
对比艾司西酞普兰	2(80)	SMD 0.33[-1.53,2.18];I^2=90.3%	A4、A13
围绝经期抑郁症	7(631)	SMD-0.01[-0.50,0.48];I^2=87.9%	A5、A6、A12、A13、A24、A33、A47
产后抑郁症	2(112)	SMD-0.35[-1.034,0.33];I^2=69.5%	A2、A41

注:*有统计学意义。

10项研究(969名受试者)使用HAMD-24评分作为结局评价。与抗抑郁药相比,针刺改善HAMD-24评分效果更明显(SMD-0.3[0.6,-0.004];I^2=79.8%)。另外10项研究(639名受试者)使用HAMD-17作为结局评价,针刺治疗与抗抑郁药相比无明显差异(SMD-0.11[-0.50,0.29],I^2=81.7%)。亚组分析显示高异质性。

随机序列生成低风险偏倚的13项研究(1 007名受试者)结果提示,针刺组和抗抑郁药组疗效无统计学意义(SMD-0.13[-0.46,0.21];I^2=84.2%)。亚组分析提示治疗持续时间≤6周或>6周,不会降低研究异质性,也不会产生组间疗效差异。20项研究对针灸和SSRIs(1 592名受试者)进行了疗效评价和比较。与SSRIs相比,针刺显著降低HAMD评分(SMD-0.25[-0.49,-0.01];I^2=80.5%)。18项研究比较了针刺疗法和使用抗抑郁药物氟西汀对HAMD评分的影响,结果提示针刺疗法改善HAMD评分明显(SMD-0.31[-0.53,-0.09];I^2=76%)。另外2项研究比较了针刺疗法和艾司西酞普兰的疗效,结果显示疗效无统计学意义(SMD 0.33[-1.53,2.18];I^2=90.3%)。7项关于围绝经期抑郁症的研究(631名受试者)(A5、A6、A12、A13、A24、A33、A47)结果显示,接受针刺治疗与接受抗抑郁药治疗后患者的HAMD评分比较无统计学意义(SMD-0.01[-0.50,0.48];I^2=87.9%)。2项(A2、A41)纳入112名产后抑郁症患者的研究结果显示,针刺和抗抑郁药治疗对患者的HAMD评分差异无统计学意义(SMD-0.35[-1.034,0.33];I^2=69.5%)。

7 项研究评估了更年期抑郁症（A5、A6、A12、A13、A24、A33、A47）(631 名参与者)。与抗抑郁药相比，接受针灸治疗的患者的 HAMD 评分改善无统计学意义（*SMD*-0.01［-0.50，0.48］，I^2=87.9%）。2 项研究评估了 112 名参与者的产后抑郁症（A2、A41）。针刺组和抗抑郁药组患者 HAMD 评分改善程度无统计学意义（*SMD*-0.36［-1.03，0.31］，I^2=68.2%）。

(2) 世界卫生组织生存质量量表（WHOQOL-BREF）

一项纳入 101 名受试者的研究（A18）对针刺和抗抑郁药的疗效进行了比较。结果显示，与使用抗抑郁药相比，针刺治疗可明显改善 WHOQOL-BREF 评分（*MD* 2.7［0.32，5.08］）。

2. 针刺联合抗抑郁药物 vs. 抗抑郁药

10 项研究（701 名受试者）比较了针刺结合抗抑郁药物治疗和单独使用抗抑郁药的结果（A1、A10、A14、A19、A20、A22、A25、A38、A40、A44）。

(1) 汉密尔顿抑郁量表（HAMD）

与抗抑郁药相比，针刺联合抗抑郁药治疗能明显改善 HAMD 评分（*SMD*-0.84［-1.17，-0.52］；I^2=70.1%）。

6 项研究以 HAMD-17 作为疗效判定指标，结果显示针刺联合抗抑郁药优于单独使用抗抑郁药物（*MD*-2.99［-4.16，-1.82］；I^2=39.3%）。

4 项随机序列生成低风险偏倚的研究(235 名受试者)（A1、A14、A20、A39）显示针刺联合抗抑郁药组和抗抑郁药组之间的疗效存在显著差异（*SMD*-0.85［-1.16，-0.54］；I^2=17.3%）。

所有研究的治疗持续时间都小于 6 周，因此无法根据治疗时间进行相应的亚组分析。对照组所使用的对照药物均是 SSRIs 类抗抑郁药，因此，无法根据抗抑郁药类别进行亚组分析。除舍曲林外，与其他各种抗抑郁药物单独治疗相比，针刺联合抗抑郁药治疗时，HAMD 评分均存在显著统计学差异（见表 7-3）。目前的研究集中探讨针刺联合抗抑郁药与单独使用抗抑郁药的疗效，暂无针对特定抑郁症的研究，如围绝经期抑郁症或产后抑郁症等。一项研究（A20）发现在 4 周随访期结束时各组疗效之间存在显著差异（*MD*-2.47［-4.42，-0.5］）。

表 7-3 针灸联合抗抑郁药物 vs. 抗抑郁药：HAMD

亚组	研究数（受试者数量）	SMD［95%CI］,I^2%	纳入研究
所有研究	8（501）	SMD–0.84［–1.17,–0.52］*；I^2=70.1%	A1、A10、A14、A19、A20、A22、A40、A44
HAMD-17	6（301）	MD–2.99［–4.16,–1.82］*，I^2=39.3%	A1、A14、A19、A20、A22、A40
随机序列生成低风险偏倚	4（235）	SMD–0.85［–1.16,–0.54］*，I^2=17.3%	A1、A14、A20、A40
对比帕罗西汀	3（193）	SMD–0.77［–1.06,–0.47］*，I^2=0	A1、A14、A20
对比氟西汀	3（242）	SMD–1.29［–1.58,–1.01］*，I^2=0	A10、A40、A44
对比舍曲林	1（52）	SMD–0.07［–0.62,0.47］	A19
对比西酞普兰	1（90）	MD–0.45［–0.87,–0.03］*	A22

注：*有统计学意义。

（2）蒙哥马利 - 艾森贝格抑郁评定量表（MADRS）

1 项（A38）纳入 36 名受试者的研究，对比了针刺联合氟西汀治疗和单独使用氟西汀的效果。结果显示，与单独使用氟西汀相比，针刺联合氟西汀明显改善 MADRS 评分（*MD*–8.62［–9.38,–7.87］）。

（3）抑郁自评量表（SDS）

一项研究（A38）纳入 36 名受试者，分别实施针刺联合氟西汀治疗与氟西汀单独治疗。结果显示，针刺联合氟西汀可明显改善 SDS 评分（*MD*–9.69［–10.93,–8.45］）。

（4）复发率

1 项研究报告了 12 周随访的复发率。相比氟西汀组，针刺组的复发率显著降低（*RR* 0.21［0.05,0.90］）。

（二）针刺的非随机对照试验

在文献检索筛选中，没有符合纳入标准的针刺治疗抑郁症的非随机对照试验研究。

（三）针刺的无对照研究

针刺治疗抑郁症的无对照研究共6项，包括256名受试者。一项研究（A50）报告了针刺联合抗抑郁药治疗抑郁症，其他5项研究（A49、A51、A52、A55、A56）报告了单独针刺治疗抑郁症。对于中医证候的3项研究（A49、A51、A55）中，证候均是肝气郁结，其中2项研究也报告了肝气郁结及脾虚和心脾两虚。最常用的穴位包括百会（6项研究）、内关（6项研究）、神庭（4项研究）。

（四）针刺的安全性研究

13项针灸随机对照试验（A1、A2、A5、A12、A13、A20、A21、A23、A24、A25、A34、A35、A48）报告了不良事件。与安慰剂相比，针刺组报告了5例晕针。在针刺与抗抑郁药疗效比较的随机对照试验中，4项研究（A2、A5、A12、A23）未报告针刺治疗不良反应。针刺组不良事件总数为6例，抗抑郁药组有147例。针刺组不良事件包括局部瘀伤、晕针、眩晕、心动过速。在针刺联合药物治疗的随机对照试验研究中，针刺联合抗抑郁药物治疗组报告了113例不良事件，单独抗抑郁药物组报告了122例。针刺联合抗抑郁药物组最常见的不良事件包括疲劳、头痛、胃肠不适。这些不良事件可能与抗抑郁药的副作用有关，抗抑郁药组也报告了类似的不良事件。

3项研究（A4、A22、A45）使用治疗伴发症状量表（TESS）作为安全评价指标。2项研究（A4、A45）比较了针刺和抗抑郁药TESS评分差异，针刺治疗组的TESS评分明显改善（*MD*-3.33［-3.72，-2.95］，I^2=0）。与抗抑郁药单独治疗（A22）相比，针刺联合抗抑郁药也明显改善了TESS评分（*MD*-3.78［-5.30，-2.26］）。但是这些研究均未详细描述不良事件。

在针刺治疗抑郁症的无对照研究中，无研究报告不良事件。

四、电针的临床研究

共18项研究使用电针治疗抑郁症，16项研究为随机对照试验，2项研究为无对照研究。

（一）电针的随机对照试验

16 项研究使用电针作为治疗干预组，共纳入 1 476 受试者。3 项研究的治疗时间小于等于 4 周，10 项研究的治疗时间为 6 周，2 项研究的治疗时间为 8 周以及 1 项研究的治疗时间为 24 周。

4 项研究报告中医辨证，最常见的症状为肝气郁结，其他中医证候包括心脾两虚、肝气郁结伴脾虚、气郁生热、痰瘀、心神受扰等。

1. 电针 vs. 假电针

3 项研究（A16、A29、A39）对电针和假电针进行了比较（201 名受试者）。

（1）汉密尔顿抑郁量表（HAMD）

Meta 分析结果显示，电针明显改善 HAMD 评分（*SMD*-0.34 [-0.65，-0.04]，I^2=0）。

（2）抑郁自评量表（SDS）

一项有 63 名受试者参与的研究（A16）对电针治疗和假电针治疗进行了比较。6 周治疗后，电针组的 SDS 评分较假电针组明显改善（*MD*-6.98 [-12.60，-1.37]，I^2=0）。

2. 电针 vs. 抗抑郁药

7 项研究（688 名受试者）对电针和抗抑郁药的治疗效果进行了对比。

（1）汉密尔顿抑郁量表（HAMD）

电针与抗抑郁药比较，HAMD 评分变化无统计学意义（*SMD*-0.28，[-0.66，0.10]，I^2=78.8%）。

4 项研究（338 名受试者）使用 HAMD-24 作为结局评价指标，Meta 分析结果显示，电针与抗抑郁药相比，治疗结果存在显著差异（*SMD*-0.58 [-0.95，-0.20]，I^2=59.9%）。2 项研究（285 名患者）使用了 HAMD-17 作为结局评价指标，Meta 分析结果显示，电针与抗抑郁药相比，治疗结果无统计学意义（*SMD* 0.23 [-0.06，0.52]，I^2=0）（表 7-4）。

4 项随机序列生成低风险偏倚的研究结果显示，电针组和抗抑郁药组相比，疗效差异无统计学意义（表 7-4）。6 项小于 6 周时间的研究结果显示，电针组和抗抑郁药组比较，HAMD 评分差异无统计学意义。由于所有研究均使用 SSRIs 作为对照组，根据抗抑郁类别进行的亚组分析无法实施。

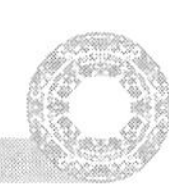

表 7-4　电针 vs. 抗抑郁药：HAMD

亚组	研究数（受试者数量）	*SMD*［95%*CI*］,I^2%	纳入研究
所有研究	7（718）	*SMD*−0.28［−0.66，0.10］，I^2=78.8%	A3、A13、A15、A16、A26、A29、A46
HAMD-24	4（338）	*SMD*−0.58［−0.95，−0.20］*，I^2=59.9%	A3、A15、A29、A46
HAMD-17	2（219）	*SMD* 0.23［−0.06，0.52］，I^2=0	A13、A26
随机序列产生低风险偏倚	4（403）	*SMD*−0.18［−0.67，0.31］，I^2=76.8%	A3、A13、A26、A46
治疗时间≤6 周	6（628）	*SMD*−0.36［−0.76，0.05］，I^2=79.8%	A3、A15、A16、A26、A29、A46
围绝经期抑郁症	1（60）	*MD*−0.19［−0.32，0.69］	A13

注：*有统计学意义。

在针对围绝经期抑郁症女性的研究（A13）中，与服用抗抑郁药的患者相比，接受针刺治疗的患者 HAMD-17 评分明显改善（*MD*−1.89［−2.50，−1.27］，I^2=0）。然而此项研究 12 周的随访结果显示，组间 HAMD-17 评分差异无统计学意义（*MD*−0.50［−1.01，0.02］）。

（2）抑郁自评量表（SDS）

3 项研究（A16、A26、A46）比较了电针和 SSRIs 的疗效，治疗 6 周后，结果显示接受电针治疗的患者 SDS 评分的改善情况并不优于接受抗抑郁药治疗的患者（*MD*−3.08［−16.99，10.84］，I^2=98.5%）。

（3）世界卫生组织生存质量量表（WHOQOL-BREF）

一项有 60 名受试者的临床研究（A20）对电针和抗抑郁药治疗的疗效进行了比较。结果显示，与抗抑郁药相比，针刺没有改善 WHOQOL-BREF 评分（*MD* 2［−1.04，5.04］，I^2=0）。

3. 电针联合抗抑郁药 vs. 抗抑郁药

6 项研究（477 名受试者）（A7、A8、A20、A26、A31、A43）对电针联合抗抑郁药治疗和单独使用抗抑郁药治疗进行了比较。

⑴ 汉密尔顿抑郁量表(HAMD)

与服用抗抑郁药的患者相比,接受针刺联合抗抑郁药治疗的患者的HAMD评分明显改善(*SMD*-0.52[-0.88,-0.17],I^2=69.6%)。

5项研究(382名受试者)使用了HAMD-17和HAMD-21作为结局评价指标,Meta分析结果显示,电针联合抗抑郁药治疗与抗抑郁药单独治疗相比,其治疗结果存在显著差异(*MD*-2.28[-4.06,-0.50],I^2=72.8%)。

⑵ 抑郁自评量表(SDS)

2项纳入189名受试者的研究(A8、A26)使用了SDS作为疗效评价指标,比较了电针联合抗抑郁药治疗和抗抑郁药单独治疗的疗效。相较于抗抑郁药单独治疗,电针联合抗抑郁药治疗并不能改善SDS评分(*MD*-2.01[-10.42,6.40],I^2=85.3%)。

4. 电针 vs. 心理治疗

一项纳入60名受试者的研究(A37)对电针治疗和心理治疗的疗效进行了比较。组间HAMD-17评分差异无统计学意义(*MD*-0.44[-2.06,1.18])。

5. 电针联合心理治疗 vs. 心理治疗

一项纳入60名受试者的研究(A37)对电针联合认知行为心理治疗和单独心理治疗的疗效进行了比较。与单独心理治疗相比,电针联合心理治疗可有效改善HAMD-17评分(*MD*-2.30[-3.89,-0.71])。

(二)电针的非随机对照试验

在文献检索筛选中,没有符合纳入标准的电针治疗抑郁症的非随机对照试验研究。

(三)电针的无对照研究

2项有114名受试者参与的无对照研究(A53、A54)研究采用了电针疗法治疗抑郁症。其中一项研究(A53)使用了电针联合认知疗法,另外一项研究(A54)观察了电针单独治疗的效果。2项研究均未报告中医辨证分型。2项研究使用了百会穴。

(四)电针的安全性研究

7项关于电针治疗抑郁症的随机对照试验(A3、A12、A20、A25、A26、A39、A43)报告了不良事件。1项研究(A39)报告假电针治疗组的不良事件

比电针治疗组多。在电针和抗抑郁药对比的随机对照试验中，1 项研究（A3）报告电针组没有出现任何不良事件。另外 2 项随机对照试验（A13、A16）报告电针组有头痛（2 例）、眩晕（1 例）及局部血肿（2 例）。1 项研究（A26）报告在电针组有一例不良事件，但没有提供详细信息。

电针联合药物治疗的研究中，4 项随机对照试验研究（A20、A25、A26、A39）报告了不良事件，然而 2 项研究（A20、A26）未完整报告不良事件的种类和数量的信息。电针联合药物治疗组中最常见的不良事件包括疲乏、睡眠障碍、头痛等。抗抑郁药物组也出现了类似而且数量相当的不良事件。

2 项 137 名受试者参与的研究（A7、A43）对电针联合抗抑郁药治疗和抗抑郁药单独治疗进行了比较。结果显示，与抗抑郁药单独治疗相比，电针结合药物治疗没有改善 TESS 评分（*MD*−2.74［−8.52，3.03］，I^2=99.4%）。2 项 190 名受试者参与的研究（A1、A20）对电针联合抗抑郁药治疗和抗抑郁药单独治疗进行了比较。结果显示，与抗抑郁药单独治疗相比，电针联合抗抑郁治疗没有改善 SERS 评分（*MD*−2.09［−4.38，0.21］，I^2=71.4%）。

五、针刺相关疗法的临床研究

（一）穴位刺激及经皮神经电刺激

一项 60 名受试者参与的随机对照试验（A48）对刺激内关穴联合舍曲林治疗和舍曲林单独治疗进行比较。相较于抗抑郁药单独治疗，穴位刺激联合抗抑郁药治疗并没有改善 HAMD-24 评分（*MD* 10.03［8.63，11.43］）。该研究没有报告不良事件。

一项随机对照试验研究（A11）对耳部 - 经皮神经电刺激及假耳部 - 经皮神经电刺激进行了比较。经 40 天治疗后，耳部 - 经皮神经电刺激没有改善 22 名受试者的 HAMD-17 评分（*MD*−2.3［−8.06，3.46］）。但是，贝克抑郁问卷（BDI）评分（*MD*−11.8［−21.85，−1.75］）明显改善。该研究没有报告任何不良事件。

（二）激光针灸

一项 47 名受试者参与的随机对照试验（A27）对激光针灸和安慰剂激

光针灸进行了比较。激光针灸包括以下穴位：期门，巨阙，曲泉，神门，太溪。治疗 8 周后，与安慰剂组比较，激光针灸明显改善了 HAMD-17 评分（*MD*–4.86［–8.11，–1.61］）。该研究报告了不良事件，但是没有详细说明各组不良事件的数量。激光针灸组报告的不良事件包括轻度短暂性疲乏，安慰剂组报告的不良事件包括疼痛、短暂性疲乏等。

六、Meta 分析阳性结果中常用腧穴

基于结局评价指标分类，针刺治疗和其相关疗法 Meta 分析阳性结果中常用腧穴：百会（30 项研究）、印堂（20 项研究）、内关（16 项研究）、太冲（14 项研究）、三阴交（14 项研究）、肝俞（13 项研究）、神门（11 项研究）、神庭（7 项研究）。

七、GRADE 评价

GRADE 证据质量评价体系用于评价研究质量。

治疗组、对照组和结局评价指标的筛选基于专家共识，如第四章中方法学的相关描述。包括针刺（包括电针）vs. 抗抑郁药和针刺（包括电针）联合抗抑郁药 vs. 抗抑郁药。GRADE 证据评价合并了针刺的研究和电针的研究。

针刺 vs. 抗抑郁药的证据级别为极低至低（表 7-5）。研究结果显示，针刺对减轻抑郁症严重程度具有潜在作用。

表 7-5　证据总结表：针刺 vs. 抗抑郁药

结局评价指标	受试者数量（研究数）	（GRADE）证据质量（等级）	预期效果	
			抗抑郁药	针灸
汉密尔顿抑郁量表（HAMD） 治疗时间：平均 6.78 周	2 039 （27RCTs）	⊕⊕○○ 低 [1,2]	—	*SMD*–0.28 ［–0.46，–0.09］

续表

结局评价指标	受试者数量（研究数）	（GRADE）证据质量（等级）	预期效果	
			抗抑郁药	针灸
抑郁自评量表（SDS） 范围：20~80 分 治疗时间：平均 6 周	250 （3RCTs）	⊕◯◯◯ 非常低[1,2,3]	平均 SDS 评分为 48.75 分	*MD*–4.39 [–15.74，6.95]
不良事件	747 （9RCTs）	5 项随机对照试验报告针刺组未出现不良事件。针刺治疗组总共出现 7 项不良事件，包括局部瘀伤（2）、晕针（2）、头晕（1）、头痛（1）、心动过速（1）。抗抑郁药组报告出现 174 例不良事件，主要包括口干（20）、乏力（17）、头痛（17）、头晕（14）、恶心（12）、失眠（10）。2 项研究（A4、A46）明显改善 TESS 评分（*MD*–3.33 [–3.72，–2.95]，I^2=0）。		
纳入研究： 汉密尔顿抑郁量表（HAMD）：A2~A6、A9、A12、A13、A15~A17、A21、A23 、A24、A26、A28~A30、A32、A33、A36、A40~A42、A45~A47 抑郁自评量表（SDS）：A16、A26、A46 不良事件：A2、A3、A5、A12、A13、A21、A23、A24、A26				

注：[1] 随机序列生成和分配方案隐藏信息尚不清楚，缺乏受试者及研究人员的设盲。

[2] 统计学异质性高。

[3] 置信区间宽及研究样本量小。

治疗组的危险度（95% 置信区间）基于对照组假定的危险度以及治疗组相对效应（95% 置信区间）。

针刺联合抗抑郁药 vs. 抗抑郁药的证据级别为极低至低（表 7-6）。研究结果显示，针刺联合抗抑郁药对减轻抑郁症严重程度具有潜在作用。

表 7-6　证据总结表：针灸联合抗抑郁药 vs. 抗抑郁药

结果	受试者数量（研究数）	证据质量（等级）	预期效果	
			抗抑郁药	针灸 + 抗抑郁药
汉密尔顿抑郁量表（HAMD） 治疗时间：平均 6.8 周	463 （13RCTs）	⊕⊕○○ 低[1,2]	—	*SMD*−0.69 ［−0.96，−0.42］
抑郁自评量表（SDS） 范围：20~80 分 治疗时间：平均 8 周	110 （3RCTs）	⊕○○○ 非常低[1,3]	平均 SDS 为 44.07 分	*MD*−3.5 ［−14.36，7.36］
不良事件	678 （6RCTs）	针刺联合抗抑郁药物组有 192 例不良事件，主要包括乏力（27）、睡眠障碍（21）、胃肠道不适（7）、头痛（7）。抗抑郁药组报告 141 例不良事件，主要包括乏力（28）、睡眠障碍（28）、头痛（13）、口干（7）。三项研究（A7、A22、A44）评估了 TESS 评分但 TESS 评分没有明显改善（*MD*−3.08［−7.41，1.25］，I^2=98.8%）。3 项研究（A1、A20、A26）明显改善 SERS 评分（*MD*−2.61［−4.43，−0.78］，I^2=80.9%）。		
纳入研究： 汉密尔顿抑郁量表（HAMD）：A1、A7、A8、A10、A14、A19、A20、A22、A26、A31、A40、A43、A44 抑郁自评量表（SDS）：A8、A26、A38 不良事件：A1、A20、A25、A26、A43、A44				

注：[1] 随机序列生成和分配方案隐藏信息尚不清楚，缺乏受试者及研究人员的设盲。

[2] 统计学异质性高。

[3] 置信区间宽及研究样本量小。

治疗组的危险度（95% 置信区间）基于对照组假定的危险度以及治疗组相对效应（95% 置信区间）。

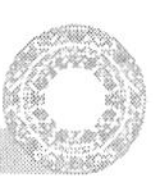

八、针刺及相关疗法临床证据总结

临床文献和指南(第二章)推荐使用针灸治疗抑郁症,并在 RCTs、CCTs 和非 CCTs 研究中进行评估。体针和电针是临床试验中两种主要的针刺治疗方法。许多研究报告了抑郁症严重程度的指标,如 HAMD、SDS 和 MADRS,一些研究报告了与健康相关的生活质量结果。Meta 分析用于分析评估各种治疗方法的对比和结局评价指标。以 HAMD、SDS 和 MADRS 作为结局评价指标的 Meta 分析表明,针灸治疗的有效性与抗抑郁药相似。体针或电针单独治疗或联合药物治疗的研究表明,针灸治疗可用于缓解不同严重程度的抑郁症状。一项评估生活质量的单一研究中得出的结果并没有显示出体针或电针的益处大于对照组,针灸和电针治疗对抑郁症患者生活质量的影响尚不清楚。

Meta 分析结果显示,统计学异质性和 Meta 回归没有确定异质性的原因。这表明研究结果存在相当大的可变性。由于纳入研究使用了不同的穴位组合方式、刺激方法和对照组设置,各组受试者在疾病病程及严重程度和治疗持续时间及治疗频率上存在差异。所有这些因素让我们对研究结果质量产生怀疑,这也导致证据等级的下降。肝气郁结及心肺两虚是临床研究中最常报告的中医证候,第二章中也提及了这些证候。在临床试验中经常使用、具有良好效果的穴位包括百会、神门、内关、太冲、三阴交、肝俞,这些穴位在临床指南(参见第二章)中有所推荐。值得注意的是,印堂在许多研究中都用过,但它并不是推荐的穴位之一。

针对研究报告的不良事件,抑郁症患者似乎对针灸疗法有较好的耐受性。单独评估针灸或电针时,不良事件的数量较少。在针灸疗法联合抗抑郁药的情况下,不良事件的数量显著增加,两组报告的不良事件相似,包括口干、胃肠道不适、全身乏力、睡眠障碍。单独接受针灸治疗时没有出现这些不良事件,表明这些症状可能是抗抑郁药物引起的。

参考文献

1. SMITH C A, HAY P P, MACPHERSON H. Acupuncture for depression [J]. Cochrane Database Syst Rev, 2010, 20 (1): CD004046.
2. STUB T, TERJE A, LIU J. Acupuncture treatment for depression—a systematic review and meta-analysis [J]. Eur J Integr Med, 2011, 3 (4): e253-e264.
3. 沈慧,张捷,杨靖,等.针刺治疗抑郁症随机对照研究的系统评价[J].新中医,2014,46(6):220-221.
4. ZHANG Z J, CHEN H Y, YIP K C, et al. The effectiveness and safety of acupuncture therapy in depressive disorders: systematic review and meta-analysis [J]. J Affect Disord, 2010, 124 (1-2): 9-21.
5. CHAN Y Y, LO W Y, YANG S N, et al. The benefit of combined acupuncture and antidepressant medication for depression: a systematic review and meta-analysis [J]. J Affect Disord, 2015, 176: 106-117.
6. ZHANG Y, QU S S, ZHANG J P, et al. Rapid onset of the effects of combined selective serotonin reuptake inhibitors and electroacupuncture on primary depression: a meta-analysis [J]. J Altern Complement Med, 2016, 22 (1): 1-8.

纳入研究的文献

编号	参考文献
A1	陈海东,杨秀岩,马学红,等.针刺联合盐酸帕罗西汀片治疗轻中度抑郁症临床研究[J].中国中医药信息杂志,2014,21(8):35-38.
A2	陈杰,张捷,裴音.针刺治疗产后抑郁症的疗效评价[J].中国中医药信息杂志,2010,17(7):77-78.
A3	陈秀玲,徐凯,罗仁瀚,等.电针四神聪穴治疗抑郁症疗效观察[J].上海针灸杂志,2012,31(1):26-28.
A4	陈小艳.针灸对抑郁症患者情绪相关脑区功能的影响[D].成都:成都中医药大学,2015.
A5	迟慧,邹伟.益肾调肝针刺法治疗围绝经期抑郁症30例[J].针灸临床杂志,2011,27(7):4-7.
A6	丁丽,刘波.补肾调肝健脾宁心针法治疗围绝经期抑郁症的临床观察[J].中华中医药学刊,2007(5):1066-1067.
A7	DUAN D M,TU Y,CHEN L P,et al.Efficacy evaluation for depression with somatic symptoms treated by electroacupuncture combined with fluoxetine [J]. J Tradit Chin Med,2009,29(3):167-173.

续表

编号	参考文献
A8	冯骥．电针靳三针结合药物文拉法辛治疗抑郁症的临床疗效观察[D]. 哈尔滨：黑龙江中医药大学，2015.
A9	高红．针灸解郁方治疗抑郁症疗效分析[J]. 中国误诊学杂志，2008(34)：8348-8349.
A10	高鹏，吴龙海．针灸疗法联合氟西汀治疗抑郁障碍的临床疗效观察[J]. 中国医药指南，2016，14(4)：29.
A11	HEIN E，NOWAK M，KIESS O，et al.Auricular transcutaneous electrical nerve stimulation in depressed patients：a randomized controlled pilot study [J]. J Neural Transm (Vienna)，2013，120(5)：821-827.
A12	李海波．针刺治疗肾虚肝郁型围绝经期抑郁症的临床观察[D]. 哈尔滨：黑龙江中医药大学，2015.
A13	李昭凤．电针治疗围绝经期轻中度抑郁障碍的临床研究[D]. 广州：广州中医药大学，2015.
A14	林月青．浅针配合盐酸氟西汀治疗肝气郁结型抑郁症的临床研究[D]. 福州：福建中医药大学，2014.
A15	刘述霞，王秀花，刘秀丽，等．电针治疗抑郁症 118 例[J]. 中医研究，2010，23(9)：76-77.
A16	罗和春，HALBRIECH U，沈渔邨，等．电针与氟西汀治疗抑郁症疗效的对照研究[J]. 中华精神科杂志，2003(4)：26-30.
A17	罗仁瀚，徐凯，黄云声．针刺治疗抑郁症临床观察[J]. 上海针灸杂志，2009，28(2)：69-71.
A18	MA S，QU S，HUANG Y，et al.Improvement in quality of life in depressed patients following verum acupuncture or electroacupuncture plus paroxetine：a randomized controlled study of 157 cases [J].Neural Regen Res，2012，7(27)：2123-2129.
A19	马霞．针刺合并舍曲林治疗抑郁症疗效观察[J]. 四川中医，2012，30(8)：140-141.
A20	马学红．针刺抗抑郁的临床研究[D]. 北京：北京中医药大学，2011.
A21	苗萌萌，吴俊梅．“疏肝健脾、通督调心”针法治疗肝气郁结型抑郁障碍疗效观察[J]. 中医药临床杂志，2015，27(8)：1115-1117.
A22	潘玉印．穴位针刺联合氢溴酸西酞普兰治疗复发性抑郁症的对照研究[J]. 精神医学杂志，2014，27(1)：24-26.

续表

编号	参考文献
A23	裴音，张捷，陈杰，钱洁．针刺王氏五脏俞治疗抑郁症临床观察[J]. 中国中医药信息杂志，2006(6):62-63.
A24	钱洁，张捷，裴音，等．王氏五脏俞加膈俞治疗更年期抑郁症的临床观察[J]. 北京中医，2007(8):491-492.
A25	QU S S, HUANG Y, ZHANG Z J, et al.A 6-week randomized controlled trial with 4-week follow-up of acupuncture combined with paroxetine in patients with major depressive disorder [J]. J Psychiatr Res, 2013, 47(6):726-732.
A26	曲姗姗．电针印堂、百会治疗轻中度原发性抑郁症的临床观察及 Rs-fMRI 研究[D]. 广州：南方医科大学，2015.
A27	QUAH-SMITH I, SMITH C, CRAWFORD J D, et al. Laser acupuncture for depression: a randomised double blind controlled trial using low intensity laser intervention [J]. J Affect Disord, 2013, 148(2-3):179-187.
A28	石彧，王志祥，周哲屹，等．泻肝补肺针法治疗太阴人抑郁症的临床研究[J]. 南京中医药大学学报，2015, 31(2):118-121.
A29	SONG Y, ZHOU D, FAN J, et al. Effects of electroacupuncture and fluoxetine on the density of GTP-binding-proteins in platelet membrane in patients with major depressive disorder [J]. J Affect Disord, 2007, 98(3):253-257.
A30	宋书昌，卢 智，陈 华，等．形神合治针法治疗抑郁症 40 例疗效观察[J]. 针灸临床杂志，2013, 29(9):27-29.
A31	汪崇琦．电针结合帕罗西汀治疗抑郁症的临床观察[D]. 广州：南方医科大学，2010.
A32	王群松，季向东，朱文娴，于海燕．针刺治疗对阴虚火旺型抑郁症的血清 BDNF 影响[J]. 首都医科大学学报，2016, 37(2):176-180.
A33	邢凯．醒神解郁针法治疗女性更年期抑郁症 120 例临床观察[J]. 中国妇幼保健，2011, 26(34):5373-5375.
A34	徐峰．逍遥散配合针灸治疗产后抑郁症的临床研究[J]. 世界中西医结合杂志，2013, 8(9):896-899.
A35	许芳，唐启盛，李小黎．益肾调气法治疗产后抑郁症的随机对照临床研究[J]. 北京中医药，2013, 32(3):200-203.
A36	徐凤鸣，王奇，刘晓磊．针刺治疗抑郁症的临床观察[J]. 针灸临床杂志，2009(9):27-28.

续表

编号	参考文献
A37	杨学琴,张文悦,马文昊,等. 电针联合认知行为疗法早期干预轻度抑郁状态30例疗效观察[J]. 中医杂志,2012,53(11):936-938,968.
A38	叶郭锡. 腹针联合药物对抑郁症脑功能连接的磁共振研究[D]. 广州:广州中医药大学,2015.
A39	YEUNG W F,CHUNG K F,TSO K C,et al. Electroacupuncture for residual insomnia associated with major depressive disorder:a randomized controlled trial [J]. Sleep,2011,34(6):807-815.
A40	易洋,徐放明,谢洪武,等. 从针刺太冲穴治疗抑郁症探讨肝经与额叶联系的静息态功能磁共振研究[J]. 中国中西医结合杂志,2011,31(8):1044-1050.
A41	于树静,李雪青,冯小明,等. 针刺十三鬼穴对产后抑郁患者疗效及生活质量的影响[J]. 四川中医,2015,33(3):163-165.
A42	余永森. 针刺捻转泻法为主治疗肝气郁结型抑郁症的临床疗效观察[D]. 广州:广州中医药大学,2012.
A43	ZHANG GJ,SHI ZY,LIU S,et al. Clinical observation on treatment of depression by electro-acupuncture combined with paroxetine [J]. Chin J Integr Med,2007,13(3):228-230.
A44	郑艳辉,侯乐. 醒脑开窍针法联合氟西汀治疗抑郁症的临床疗效观察[J]. 现代诊断与治疗,2016,27(2):220-222.
A45	周金平. 针灸治疗抑郁症的临床疗效及安全性评价[J]. 中国医刊,2013(2):90-91.
A46	周磊. 电项针治疗抑郁症临床研究[D]. 哈尔滨:黑龙江中医药大学,2011.
A47	周胜红. 针刺治疗女性更年期抑郁症60例[J]. 中国组织工程研究与临床康复,2007(39):7817-7819.
A48	朱越琪,郭鸿,兰建华. 舍曲林联合穴位刺激调控法治疗抑郁症的效果及安全性[J]. 中国医药导报,2014,11(14):63-65.
A49	曹铁军,黄芳,李霞,等. 从奇经论治抑郁症的临床观察[J]. 中华中医药学刊,2007(7):1401-1402.
A50	GUO J Q,ZHOU J C,HUANG Y,et al. A clinical study on treating primary depression by the combination of acupuncture and paroxetine [J]. International Journal of Clinical Acupuncture,2009,18(4):229-232.
A51	黄芳. 从奇经论治抑郁症临床观察[D]. 沈阳:辽宁中医学院,2005.

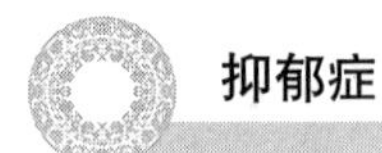

续表

编号	参考文献
A52	马莉，程为平，梅晨健，等．加强扬刺百会穴对抑郁症患者体内单胺类神经递质代谢影响的研究[J]. 中西医结合心脑血管病杂志，2012，10(5)：562-563.
A53	张韧，赵军，倪国忠，等．赵军教授调神解郁针法治疗肝气郁结型青年抑郁症的疗效观察[J]. 中医临床研究，2014，6(13)：37-38.
A54	张小兰，姜艳，殷凤凤．针刺治疗抑郁症35例[J]. 吉林中医药，2008(10)：753.
A55	黄芳，曹铁军，曹锐，等．电针内关、建里治疗抑郁症的临床研究[J]. 北京中医药大学学报(中医临床版)，2008(2)：25-27.
A56	沈莉，颜红．电针配合认知疗法治疗抑郁症68例疗效观察[J]. 新中医，2008(1)：66-67，8.

第八章　其他中医疗法的临床研究证据

导语：其他治疗抑郁症的中医疗法包括推拿、拔罐、太极和食疗。然而，治疗抑郁症的其他疗法的证据目前较少。本章只有2项临床试验研究符合研究纳入标准，分别是拔罐和推拿治疗抑郁症。

除中草药和针刺疗法之外，中医还包括其他一系列治疗疾病和预防疾病的中医疗法：

- 推拿：中医推拿疗法。
- 拔罐（或走罐）：通过放置真空罐来进行抽吸，沿经络或病区移动。

一、现有系统评价证据

英文或中文文献均未发现系统评价文献。

二、临床研究文献筛选

根据本研究的纳入排除标准（图8-1），纳入了2项中医其他疗法治疗抑郁症的随机对照试验O1、O2，目的是确定其他中医疗法治疗抑郁症的有效性和安全性。这些随机对照试验纳入了356名受试者，2项研究均在中国进行，且疗程均不超过6周。一项研究将推拿与氟西汀进行比较，而另一项研究对比了拔罐联合氟西汀与单独使用氟西汀。研究均未报告中医辨证分型。

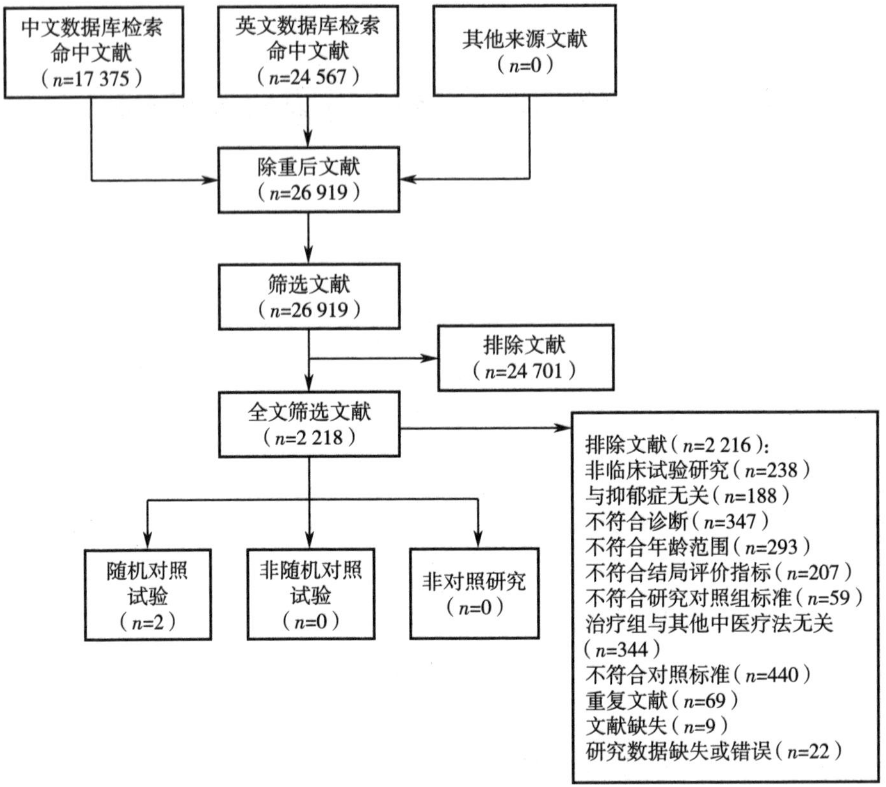

图 8-1　研究文献筛选流程图：其他中医疗法

（一）推拿

一项随机对照试验（O1）将推拿与氟西汀（240 名受试者）进行了比较。在百会、风府、风池、劳宫、大陵、太冲、阳陵泉等穴位处进行了推拿。治疗 6 周后，两组的 HAMD-24 评分差异显著（*MD*–3.52［–4.86，–2.18］）。该研究并未报告任何不良事件。

（二）走罐

一项随机对照试验（O1）将走罐联合氟西汀与单独服用氟西汀（116 名受试者）进行比较。治疗组沿患者背部督脉和膀胱经脉进行走罐治疗。治疗 6 周后，两组的 HAMD-24 评分差异显著（*MD*–13.94［–15.39，–12.49］）。两组均报告了不良事件，组间差异不显著。不良事件包括失眠、口干、头晕、心悸、恶心呕吐、腹泻和食欲缺乏。

三、其他中医疗法临床证据总结

尽管已对文献进行了广泛检索，但使用其他中医疗法治疗抑郁症的研究确实罕见。这表明中草药和针灸是更为常用的中医治疗抑郁症的方法。以上这两项研究均发现了中医疗法治疗抑郁症具有潜在疗效。

纳入研究的文献

序号	参考文献
O1	邢凯，艾民．养心安神疏肝推拿法治疗抑郁症 120 例临床观察[J]. 医学信息，2013(30)：82.
O2	张捷，裴音，陈杰，等．中西医结合治疗抑郁症临床观察[J]. 中国中医药信息杂志，2005(10)：63-64.

第九章　中医综合疗法的临床研究证据

导语：中医治疗时常联合两种及两种以上中医疗法，例如中药联合针灸治疗。本章所纳入研究为使用中医综合疗法治疗抑郁症。研究纳入针刺联合中药、推拿和拔罐。结果显示联合疗法具有一定疗效。

中医综合疗法定义为两种或两种以上不同类型的中医干预措施，例如中草药加针灸、针灸加气功。该方法常用于中医临床实践中。

一、临床研究文献筛选

中医综合疗法治疗抑郁症的随机对照试验研究有 14 项(C1~C14)，其中 1 项研究(C14)包含了本书英文版中未纳入的干预措施(穴位注射)，其余 13 项研究共纳入 1 132 名受试者(图 9-1)，最常用的联合疗法是中药联合针刺(8 项研究)，最常见的中医证候是肝气郁结。

- 针刺联合中药(8 项研究)
- 针刺联合推拿(1 项研究)
- 针刺联合艾灸(1 项研究)
- 针刺联合艾灸和五行音乐(1 项研究)
- 针刺联合拔罐和心理治疗(1 项研究)
- 气功联合太极、推拿和抗抑郁药(1 项研究)
- 穴位注射(1 项研究)

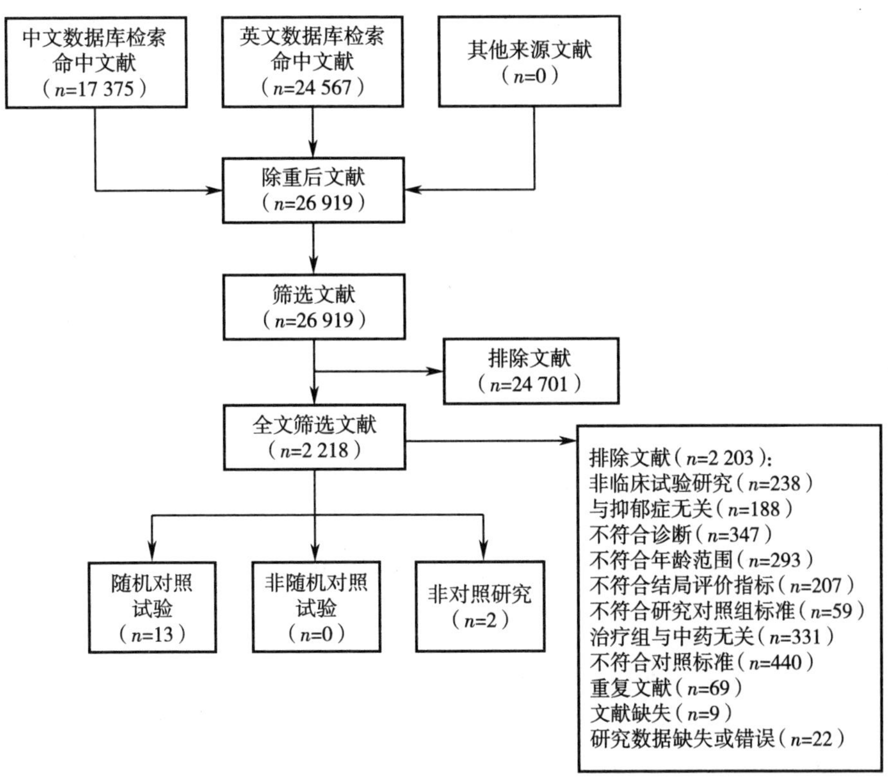

图 9-1　研究文献筛选流程图：联合疗法

RCT 研究偏倚风险评估

有 7 项研究（C1、C3、C4、C5、C7、C8、C12）使用计算机软件或随机序列生成列表生成随机序列，因此评估为低风险偏倚。无任何研究对分配方案隐藏进行描述，因此判定为不明确风险偏倚。其中 1 项研究（C3）提到“单盲”，但并未说明实施盲法的对象，因此判定对受试者、工作人员和结局评价者实施盲法风险不明确。因为干预措施和对照组的可见种类不同，其余研究判定实施盲法高风险偏倚。所有研究均报告受试者退出试验原因，且组间的受试者退出数量基本均衡一致，因此所有研究的不完全结局数据评估结果均为低风险偏倚。纳入的研究均报告研究方案，所有研究的选择性报告结局评估结果均为不确定风险偏倚（表 9-1）。

表 9-1 随机对照试验的偏倚风险评估：联合疗法

偏倚风险评估	低风险 / *n*（所占比例 /%）	不确定 / *n*（所占比例 /%）	高风险 / *n*（所占比例 /%）
随机序列生成	7（53.85）	6（46.15）	0（0）
分配方案隐藏	0（0）	13（100）	0（0）
受试者设盲	0（0）	1（7.7）	12（92.3）
研究人员设盲	0（0）	1（7.7）	12（92.3）
结局评价者设盲	0（0）	1（7.7）	12（92.3）
结果数据的完整性	13（100）	0（0）	0（0）
选择性报告研究结果	0（0）	13（100）	0（0）

二、中医综合疗法的随机对照试验

1. 针刺联合中药 vs. 抗抑郁药

6 项随机对照试验（C3、C5、C6、C11、C12、C13）比较了针刺联合中药和抗抑郁药治疗抑郁症的疗效。

Meta 分析评估了使用 HAMD 评分作为结局评价的 6 项随机对照试验。结果显示，HAMD 评分得到了明显改善（*SMD*–1.05［–1.65，–0.45］，I^2=88.2%）（表 9-2）。以上各组间表现为高异质性。所有研究中均使用 SSRIs 作为对照组，研究治疗时间为 4~12 周。Meta 分析评估了使用 HAMD-24 评分作为结局评价的 4 项随机对照试验（C3、C5、C6、C12），结果显示 HAMD-24 的评分得到了明显改善（*MD*–3.97［–5.99，–1.96］，I^2=97.4）。

1 项研究（C13）对抑郁症进行了研究。与抗抑郁药相比，针刺联合药物治疗的 HAMD-24 评分得到了明显改善（*MD*–7.33［–12.22，–2.44］）。

1 项研究（C11）以 SDS 评分作为结局指标，治疗 8 周后，使用针刺联合中药治疗的 70 名受试者的 SDS 评分并未明显改善（*MD*–0.79［–2.64，1.06］）。

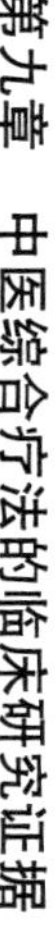

表 9-2　随机对照试验中联合疗法的证据

治疗组	对照组	结局评价指标	研究数量（受试者数量）	疗效评估（*MD* 或 *SMD*，95%*CI*，I^2%）	纳入研究
针刺联合中药	抗抑郁药	HAMD（所有版本）	6（432）	*SMD*−1.05［−1.65，−0.45］*，I^2=88.2%	C3、C5、C6、C11、C12、C13
		HAMD-24	4（302）	*MD*−3.97［−5.99，−1.96］*，I^2=97.4%	C3、C5、C6、C12
		SDS	1（70）	*MD*−0.79［−2.64，1.06］	C11
针刺联合推拿	抗抑郁药	HAMD-24	1（72）	*MD*−3.11［5.62，0.60］*	C9
针刺联合艾灸	抗抑郁药	HAMD-24	1（40）	*MD*−5.44［−8.39，−2.49］*	C1
针刺联合艾灸及五行音乐疗法	抗抑郁药	HAMD-24	1（60）	*MD*−1.6［−4.81，1.61］	C10
针刺联合走罐及心理治疗	心理治疗	HAMD-17	1（232）	*MD*−4.28［−5.27，−3.29］*	C2
气功联合太极及抗抑郁药	抗抑郁药	HAMD	1（60）	*MD*−11.33［−16.3，−6.36］*	C4

注：*有统计学意义。

3 项研究报告（C3、C5、C6）均报告了不良事件。在针刺联合中药治疗组中，一项研究未报告任何不良事件，另外 2 项研究报告了不良反应事件，如头痛（4 例）、睡眠时间减少（2 例）和腹泻（2 例）。在抗抑郁药物组中，报告的不良事件包括嗜睡（12 例）、口干（10 例）、多汗（10 例）、头晕（8 例）、腹泻（8 例）和头痛（4 例）。

2. 针刺联合中药 vs. 中药安慰剂

2 项随机对照试验比较了针刺联合中药与中药安慰剂的效果（C7、C8）。在 194 名受试者中，报告了 4 例晕针不良事件。这 2 项研究不包括其他符合本研究纳入标准的结局评价指标。

3. 针刺联合推拿 vs. 抗抑郁药

一项随机对照试验（C9）将针刺联合推拿与氟西汀进行了比较。治疗 40 天后，72 名受试者中，接受针刺联合推拿治疗的受试者的 HAMD-24 评分明显改善（*MD*–3.11［5.62，0.60］）。该研究报告未发现不良反应。

4. 针刺联合艾灸 vs. 抗抑郁药

一项随机对照试验（C1）比较了针刺联合艾灸与氟西汀。针刺加艾灸明显改善了 HAMD-24 评分（*MD*–5.44［–8.39，–2.49］）。该研究未报告不良反应。

5. 针刺联合艾灸及五行音乐疗法 vs. 抗抑郁药

一项随机对照试验（C10）将针刺联合艾灸及五行音乐疗法与抗抑郁药进行比较，然而治疗 6 周后，60 名受试者中，接受针刺联合艾灸及五行音乐疗法组的 HAMD-24 评分并未明显改善。该研究并未报告任何不良事件。

6. 针刺联合走罐及心理治疗 vs. 心理治疗

一项随机对照试验（C2）对针刺联合走罐及心理治疗的疗效进行了评价研究。与心理治疗相比，治疗 4 周后，232 名受试者中，接受针刺联合走罐及心理治疗的受试者的 HAMD-17 评分明显改善（*MD*–4.28［–5.27，3.29］）。该研究并未报告不良事件。

7. 气功联合太极及抗抑郁药 vs. 抗抑郁药

一项随机对照试验（C4）将气功联合太极及抗抑郁药与抗抑郁药单独使用进行比较。治疗 12 周后，60 名受试者中，联合疗法显著改善了 HAMD 评分（*MD*-11.33［-16.3，-6.36］）。该研究并未报告不良事件。

三、中医综合疗法的非随机对照试验

经文献检索和筛选，暂无符合纳入标准的联合疗法的非随机临床对照试验研究。

四、中医综合疗法的无对照研究

联合疗法的无对照研究共 2 项（C14、C15）。研究共纳入了 74 名受试者。一项研究（C14）研究了中药联合针刺治疗肝郁化火型抑郁症。一项研究（C15）研究了中药联合电针的效果。这些研究均未报告任何不良事件。

五、中医综合疗法临床证据总结

中医临床常联合各种中医疗法治疗抑郁症。临床实践中最常见的组合是中药联合针刺。临床中使用五行音乐疗法治疗抑郁症较新颖，但需要实施更多研究以明确其临床收益。针刺联合中药、推拿、艾灸、走罐等方法能够改善抑郁症患者 HAMD 评分，但由于研究数量和样本量较小，许多研究均未报告过不良事件。因此，目前关于中医综合疗法治疗抑郁症的有效性和安全性证据尚不足。

纳入研究的文献

编号	参考文献
C1	白艳甫,杨帆．针刺四关配合艾灸百会治疗围绝经期妇女抑郁症 20 例疗效观察［J］. 云南中医中药杂志,2016,37(4):45-46.
C2	曹辰虹,陈静．以督脉为主治疗抑郁症 116 例［J］. 辽宁中医杂志,2013,40(8):1682-1684.
C3	陈江．针药合用治疗抑郁症临床观察［J］. 中医学报,2011,26(10):1267-1269.
C4	谷建云,成建平．中医养生疗法辅助治疗抑郁症的临床疗效评价［J］. 中国中医基础医学杂志,2013,19(9):1057-1059.
C5	吕沛宛,郑伟锋．针药并用疏肝解郁法治疗抑郁症的临床观察［J］. 中国中医基础医学杂志,2011,17(9):1010-1011.
C6	邵妍．针刺配合中药治疗抑郁症疗效观察［D］. 沈阳: 辽宁中医药大学,2008.
C7	徐峰．逍遥散配合针灸治疗产后抑郁症的临床研究［J］. 世界中西医结合杂志,2013,8(9):896-899.
C8	许芳,唐启盛,李小黎．益肾调气法治疗产后抑郁症的随机对照临床研究［J］. 北京中医药,2013,32(3):200-203.
C9	姚成龙．针刺配合头面部推拿治疗肝郁气滞型抑郁症的临床研究［D］. 长春: 长春中医药大学,2014.
C10	张海兰,王晓红．五音疗法联合针刺、艾灸治疗肝气郁结型抑郁症随机平行对照研究［J］. 实用中医内科杂志,2016,30(1):90-92.
C11	张永雷,隋丽萍．龟龙饮联合针刺对抑郁症患者血浆 5- 羟色胺含量的影响［J］. 国际中医中药杂志,2013(4):303-305.
C12	周秀芳,胡捷,张迎梅,陈河燕．附子逍遥散配合快速针刺法治疗抑郁症的临床观察［J］. 中国药房,2016,27(11):1515-1517.
C13	朱慧玲．针药结合治疗肝郁肾虚型围绝经期抑郁症的临床观察［D］. 哈尔滨: 黑龙江中医药大学,2013.

续表

编号	参考文献
C14	褚丽丽,邢艳丽.针药结合治疗肝郁化火型抑郁症 40 例[J].针灸临床杂志,2009,25(8):14-15.
C15	金成,刘晓芳.电针加逍遥丸治疗慢性抑郁症 34 例疗效观察[J].现代中医药,2007(5):73.

第十章　中医药治疗抑郁症的证据总结

导语：本章对中医药治疗抑郁症的古籍研究、临床试验证据进行了总结，并对抑郁症的临床管理以及中药、针刺等中医药治疗方法进行了讨论。现有中医药治疗抑郁症的证据仍具有一定局限性，本章对于未来中医药治疗抑郁症的研究发展方向也进行了进一步讨论。

中医药应用于抑郁症的治疗，通常与抗抑郁药物和心理治疗联用。目前抑郁症的常规治疗包括三个阶段的治疗和持续的症状监测。急性治疗期旨在缓解并恢复患者抑郁发作之前的功能水平，恢复期（巩固期）治疗旨在降低复发，维持期治疗旨在稳定患者病情预防复发。现今，大多数患者使用第二代抗抑郁药物治疗，例如选择性 5- 羟色胺再摄取抑制剂，此类药物目前被认为在安全性和有效性方面是最佳的。然而，不同抗抑郁药物均有各种副作用，包括头晕和多汗（三环类抗抑郁药和去甲肾上腺素再摄取抑制剂），胃肠道反应和性功能障碍（选择性 5- 羟色胺再摄取抑制剂）；以及镇静和体重增加（5- 羟色胺去甲肾上腺素再摄取抑制剂）。非药物治疗，例如心理治疗和电休克治疗，同样也具有一定疗效，但疗效因个体性差异而不同。临床上，抑郁症可能是终身的复发性疾病，并且现在治疗的疗效具有一定局限性，也不能达到百分之百治愈的效果。因此，在抑郁症的治疗管理中可以考虑补充替代疗法，例如中医药治疗。

本章基于“全证据”分析讨论中医治疗抑郁症。通过回顾分析临床指南和教科书，总结抑郁症相关的中医证候和推荐的中医治疗抑郁症的方法，包括口服中药和针刺等疗法（第二章）；古籍研究总结了传统中药和针灸治疗抑郁症的方法（第三章）；大量临床试验研究表明，中药治疗抑郁症具有可信的临床

疗效(第五章);回顾讨论了抑郁症治疗中常用中药机制的基础研究证据(第六章)。针刺治疗抑郁症的临床研究数量有限,但现有证据证实其具有疗效(第七章)。因只有两项研究评价了推拿和拔罐治疗抑郁的效果,需要更多的相关研究进行进一步的证据总结(第八章)。一些研究证据证实中医综合疗法治疗抑郁症具有一定益处,但目前证据不足(第九章)。

一、中医辨证分型

目前的中医临床实践指南根据抑郁症的临床表现症状将其分为6个中医证型。针对每一个证型,均有相对应推荐的方剂(第二章)。在古籍研究中(第三章),研究结果显示与抑郁症相关的中医病证多由情志不和,导致脏腑失调,心神受扰。具有代表性的古籍条文显示抑郁症由气郁或气虚所致。

大部分中药临床研究并不针对抑郁症的中医证候筛选特定的方剂进行研究,但是一些临床研究以中医辨证分型为纳入标准选择使用的方剂。临床研究中最常见的中医证候和临床实践指南(第二章)中提及的证型是一致的,尽管文字表述上略有所不同。在描述中医辨证分型的临床研究中,常见的中医证候包括肝气郁结证、心脾两虚证、肝郁脾虚证、气郁化火证、痰气郁结证、忧郁伤神证、心肾不交证等。

在56项针刺及针刺相关的研究(第七章)中,只有14项研究提及了中医辨证分型。最常见的中医证候是肝气郁结证。其他中医证候包括心脾两虚证,肝郁脾虚证,气郁化火证,痰气郁结证和忧郁伤神证。其他中医治疗方法(第八章)中纳入的研究没有提及具体的中医辨证分型。13项中医综合疗法的临床研究中,5项提及中医辨证分型,一项使用中医辨证分型为标准筛选针灸穴位,其余7项临床研究使用中医辨证分型筛选纳入患者。

纳入研究较少报道中医辨证分型,并且报道的中医辨证分型多为不同。因此,中医辨证分型无法作为研究分类的标准,也无法对某种特定中医证候使用中医治疗的疗效进行分析;在基于中医辨证分型治疗的研究中,结果显示过于集中,具有偏倚,因此进一步分析也比较困难。

二、中药治疗的整体证据

共纳入 121 项中药治疗抑郁症的临床研究。大多数临床研究是随机对照试验，对比了中药或中药联合抗抑郁药物与单纯使用抗抑郁药物治疗抑郁症的疗效。所有纳入的研究，中药治疗均为口服，其中最常见对比的抗抑郁药物是选择性 5- 羟色胺再摄取抑制剂。

评价抑郁严重程度的工具很多。纳入研究使用最多的评价工具是汉密尔顿抑郁量表（HAMD），抑郁自评量表（SDS），蒙哥马利 - 艾森贝格抑郁评定量表（MADRS）和爱丁堡产后抑郁量表（EPDS）。其他结局评价指标，如抑郁症复发和缓解、生活质量、功能评价和自杀率不常见。研究分析了治疗后的数据，干预周期为 1~12 周。

基于对 HAMD 和 EPDS 的评估，对比安慰剂，中药能有效减轻抑郁症的严重程度。Meta 分析显示，对比抗抑郁药，中药能减轻抑郁症的严重程度。然而，纳入的研究均具有研究偏倚性，研究异质性高，且不能通过敏感性分析或亚组分析确认异质性的来源。纳入研究的病因、疾病严重程度、病程、疗程、方剂组成、剂量和药物依从性等不同，可能是导致研究高异质性的原因。当疗程小于等于 6 周，中药发挥了其最大的疗效，这或许与中药具有安慰剂效应或起效快有关。中药治疗产后抑郁症和围绝经期抑郁症具有一定的疗效。

基于 HAMD、SDS、MADRS 和 EPDS 的评估，研究结果表明，对比单纯使用抗抑郁药物，中药和抗抑郁药物的联合使用增强了疗效，减轻了抑郁严重程度。研究结果具有显著异质性的原因可能包括病因、病程、中药方剂、疗程和结局评价指标等的不同。针对 HAMD，对不同版本的 HAMD 进行亚组分析，异质性有所降低。中药联合抗抑郁药物治疗产后抑郁症具有疗效；治疗围绝经期抑郁症疗效不明显，但此结果只是基于一个小样本量的中药治疗围绝经期抑郁症临床试验研究。

相比单纯使用心理治疗，中药联合心理治疗在改善抑郁症状方面具有优势。相比抗抑郁药物联合心理治疗，中药联合抗抑郁药物和心理治疗具有更

好的疗效优势。然而，研究数量少和研究样本量小，以致 Meta 分析显示此类型中西医治疗方法的疗效仍不确切，需要开展更多的高质量的研究进一步明确。

中药安全性方面，使用中药的受试者发生的不良反应与使用安慰剂的相当。无论是单纯使用中药，还是中药联合西药常规治疗，中药组的不良反应均少于对照组。

三、常用方药的证据总结

这部分总结了第二、三和五章的证据。总而言之，中药治疗抑郁症的古籍研究证据、现代临床实践指南和临床试验证据，结果基本一致（表 10-1）。

表 10-1　常用方药的证据总结

方剂名称	临床实践指南 / 教科书推荐	古籍引用条文数	临床研究证据（第五章）			临床研究证据（第十章）
			RCTs 研究数	CCTs 研究数	NCSs 研究数	
半夏厚朴汤	是	0	1	0	1	0
柴胡疏肝散	是	0	3	1	3	0
丹栀逍遥散	是	0	3	0	1	0
甘麦大枣汤	是	63	0	0	0	0
归脾汤 / 丸	是	33	1	0	0	0
六味地黄丸	是	0	0	0	0	0
龙胆泻肝汤	是	2	0	0	0	0
四逆散	是	0	0	0	0	0
天王补心丹	是	0	0	0	0	0
通窍活血汤	是	0	0	0	0	0
温胆汤	是	7	0	0	0	0
逍遥散 / 丸	是	8	4	0	0	1
血府逐瘀汤	是	0	0	0	0	0

续表

方剂名称	临床实践指南 / 教科书推荐	古籍引用条文数	临床研究证据（第五章）			临床研究证据（第十章）
			RCTs 研究数	CCTs 研究数	NCSs 研究数	
越鞠丸	是	3	1	0	0	0
滋水清肝饮	是	0	0	0	0	0
安神定志汤	否	0	2	0	0	0
补肾疏肝化瘀汤	否	0	2	0	0	0
加味逍遥胶囊	否	0	2	0	0	0
七福饮	否	8	0	0	0	0

在第二章中，基于中医辨证分型治疗抑郁症的方剂有 13 个。这些方剂基本与古籍研究中常用的方剂一致，包括甘麦大枣汤、逍遥散 / 丸、归脾汤 / 丸和七福饮。其中，用于气血两虚的七福饮，现代临床指南、教科书和临床试验较少使用，其原因可能是现代中医临床医生较多使用归脾汤治疗气血两虚证型的抑郁症。在临床试验中，常用方剂包括柴胡疏肝散、逍遥散、丹栀逍遥散、安神定志汤、补肾疏肝化瘀汤和加味逍遥胶囊。

临床实践指南中推荐的一些方剂，如血府逐瘀汤、通窍活血汤、四逆散、龙胆泻肝汤、滋水清肝饮、天王补心丹、六味地黄丸等，在古籍研究和临床研究中较为少见。其原因可能是现今的临床试验更多关注肝郁气结证型抑郁症，而非气郁之后的变证。然而，对于气郁之后的变证包括气郁化痰、气滞血瘀或肝经湿热，临床实践指南基于临床实践经验等也有相应推荐的方剂。

临床实践指南和古籍均收录了温胆汤和龙胆泻肝汤，但是在临床试验中较少使用，其主要原因是使用温胆汤或龙胆泻肝汤的临床研究的试验设计或结局评价指标不符合本项研究的纳入标准，或对照组不是西医常规推荐使用的治疗方法。

本项研究纳入的临床试验中，所使用的柴胡疏肝散、逍遥散、丹栀逍遥散、归脾汤、半夏厚朴汤和越鞠丸等方剂，同时也是临床实践指南所推荐使用

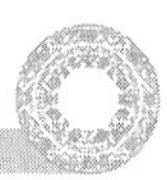

的方剂。

纳入的104个中药治疗抑郁症的临床试验中最常使用的方剂是柴胡疏肝散，包括3个随机对照试验、1个非随机对照试验和3个无对照研究。柴胡疏肝散对比抗抑郁药物，无论是单独使用还是联合抗抑郁药物使用，都能明显改善HAMD评分，减轻抑郁严重程度。在临床实践指南中，柴胡疏肝散被推荐用于肝气郁结型抑郁症。然而，在古籍研究的纳入条文中没有柴胡疏肝散，其原因可能是这个方剂最初用于治疗肝气郁结之胁痛（见于《证治准绳》）。

另一常用于临床试验的方剂是逍遥散，用于4个随机对照试验，结果显示逍遥散能改善HAMD评分，减轻抑郁严重程度。丹栀逍遥散，用于3个随机对照试验和1个无对照研究中，结果显示并未降低HAMD评分，但降低了SDS评分。逍遥散/丸，是古籍条文中的常见方剂，也被临床实践指南所推荐。

临床实践指南中有推荐使用一些中成药，例如舒肝解郁胶囊和巴戟天寡糖胶囊。对这些中成药也开展了相应的临床试验研究，并获得了国家药品监督管理局的上市批准。舒肝解郁胶囊，其主要成分含有贯叶连翘（圣约翰草），现代医学也将圣约翰草提取物制成新一代的抗抑郁药物。除了现有的临床试验研究，需要更多的高质量的随机对照试验进一步确定这些植物类药物的有效性和安全性。

综上所述，中药治疗抑郁症具有有效性和安全性。然而，在解释此研究结果时，需要考虑所纳入本项研究的临床试验的方法学质量评价不高，包括盲法、小样本量和异质性等问题。这些原因降低了研究结果的可信度，并且降低了GRADE证据质量分级。

四、针刺疗法的整体证据

这部分将总结第二、三和七章的研究证据。临床实践指南（第二章）基于中医辨证分型推荐了治疗抑郁症的一些主要穴位。在古籍研究结果中，很少条文提及针刺治疗抑郁症（第三章）。本项研究纳入了57项针刺治疗抑郁症的临床试验研究，大部分临床试验研究手针或者电针治疗抑郁症的疗效。暂无符合纳入标准的非随机对照试验或无对照研究。表 10-2 总结了第二章推荐的针刺治疗、第三章的研究结果和第七章临床试验研究的结果。

表 10-2　常用针灸疗法的证据总结

干预措施	临床实践指南/教科书推荐（第二章）	古籍引用（第三章）（条文数）	临床研究证据（第七章）			临床研究证据（第九章）
			RCTs 研究数	CCTs 研究数	NCSs 研究数	
手针	是	5	32	NA	6	12
电针	否	0	16	NA	2	0
非穿透穴位刺激（经皮的神经电刺激疗法或激光）	否	0	3	NA	0	0
艾灸	否	3	0	NA	0	1
穴位						
HT7 神门	是	0	12	NA	3	7
PC7 大陵	是	1	2	NA	0	0
PC6 内关	是	1	24	NA	6	9
LV14 期门	是	0	4	NA	0	3
HT15 心俞	是	1	6	NA	0	2
LI4 合谷	是	0	8	NA	0	2
LV3 太冲	是	0	18	NA	3	9
PC5 间使	否	1	1	NA	0	0
KI6 照海	否	1	1	NA	0	0
GV20 百会	否	0	36	NA	6	10
GV29 印堂	否	0	22	NA	3	5
BL18 肝俞	是	0	13	NA	1	3
SP6 三阴交	是	0	15	NA	0	3

注：NA，不适用。一些针刺治疗抑郁症的临床试验使用一种以上的干预措施，例如针刺和艾灸结合使用，本表所计数量为单个干预措施的计数。

一些临床试验研究报道了中医辨证分型,这些中医证候在临床实践指南和教科书中也有所推荐,并记载于古籍条文中。其中,肝气郁结证、心脾两虚证和肝郁脾虚证最为常见。

古籍条文和现代临床试验中记载和使用了内关、大陵、心俞等穴位。临床试验中常用穴位包括百会、内关、印堂、太冲、神门和三阴交。临床实践指南推荐使用太冲穴,但未见于古籍研究的条文中。古籍研究中发现的间使穴和照海穴,有一项现代临床试验进行了相关研究,但这个穴位未被现代临床实践指南所收录推荐。在古籍研究中,只有 8 条针灸相关的古籍条文符合本研究的纳入标准,影响了针刺古籍研究结果的归纳总结。

针刺的 RCT 研究证据显示针刺单独使用或联合抗抑郁药物使用均有效减轻抑郁症的严重程度。两项研究报道了生活质量结局指标,但结果并不全面。

单独使用针刺治疗抑郁症,几乎无不良反应。当与抗抑郁药物联合使用时,不良反应的数量有所增加。

在中医综合疗法的研究中,同时使用中药和针灸的 Meta 分析显示针药结合可有效改善 HAMD 评分,但是结果异质性显著。对于其他中医综合疗法,只有一个研究提供了证据。

五、其他中医疗法的整体证据

这部分总结第二、三和八章证据。临床实践指南中推荐食疗治疗抑郁症,推荐患者食用一些具有补气和安神功效的粥品。但在古籍条文或临床试验研究中没有符合研究纳入标准的食疗研究。

其他中医疗法的证据很少。第八章分析总结了拔罐和推拿等治疗抑郁症的证据(表 10-3)。使用拔罐,于督脉和膀胱经进行走罐。按摩推拿的穴位包括神门、劳宫、太溪、足三里和心俞。一些按摩推拿研究使用的穴位和针刺研究最常用的穴位有重合的部分(表 10-3)。两项研究结果显示其他中医疗法有效改善 HAMD-24 的评分。其中一项临床试验使用拔罐联合抗抑郁药物治疗,与抗抑郁药物相比,两组的不良事件基本相似。

表 10-3　其他中医疗法的证据总结

干预措施	临床实践指南 / 教科书推荐（第二章）	古籍引用（第三章）	临床研究证据（第八章）			临床研究证据（第十章）
			RCTs 研究数	CCTs 研究数	NCSs 研究数	
拔罐	否	否	1	NA	NA	是
推拿	否	否	1	NA	NA	是
食疗	是	否	0	NA	NA	否

注：NA，不适用。其他中医疗法研究：2 RCTs，0 CCT，0 NCS。

综上所述，只有 2 项临床试验研究了其他中医疗法治疗抑郁症，这些研究设计非盲法并且方法学描述很少。因为试验研究均为小样本量设计，并且方法学质量低，无法总结这些疗法的有效性和安全性。

六、研究证据的局限性

本研究大范围收集和系统分析来自文献的数据，以获得中医治疗抑郁症的证据，但有遗漏少量数据的可能。第二章中总结的中医临床实践证据源于官方临床实践指南和教科书，然而这些证据仍然不够全面，以及一些不常见的中医辨证分型及其治疗方法并未总结于第二章之中。另外，临床诊疗推荐也会与时俱进地改变。

第三章的古籍研究是一个全面针对古代治疗抑郁症相关中医病证的总结。然而，这个研究只基于《中华医典》和广东省中医院的中医药文献知识库平台，尽管《中华医典》是目前可进行检索的较全的中医古籍数据库，但其也并不包括每一本中医古籍，或每一条中医古籍条文，一些古代医籍仍有遗漏。20 个中医病证检索词用于检索与抑郁症相关的古籍条文，检索词越多，能检索到的条文越多。检索结果显示，涉及针灸治疗的古籍条文不多，目前尚不清楚是因为针灸在古代很少使用治疗抑郁症相关的中医病证，还是因为针灸相关的条文描述过于简单，不符合古籍研究纳入标准。

第五、七、八、九章主要分析讨论临床试验证据，其中包括全面检索中文

和英文文献数据库。然而，有可能在数据筛选中发生阅读误差或者错误归类，因此两个及以上研究者同时独立筛选文献是非常必要的，当筛选研究的研究者意见不统一时，需要另一名研究者进行客观裁决。通过 Meta 分析提供多项研究的汇总证据。中医对比安慰剂或者西医常规治疗，如抗抑郁药物和心理治疗等，研究证据一致显示单独使用中药 / 针灸，或中药 / 针灸联合西医治疗具有一定优势。在 Meta 分析纳入的临床试验中，受试者的人口学特征、抑郁症的发病原因以及结局评价指标各有差异。由于研究异质性明显，并且难以通过亚组分析明确原因，为了尽量说明异质性，研究使用了随机效应模型分析，以保守估计疗效效应的大小。

大多数临床试验具有方法学设计缺陷，包括随机分配操作不严格、盲法设计有缺失以及研究样本小等。还存在主要结局指标、汉密尔顿抑郁量表（HAMD）版本不统一，以及一些研究试验未提及所用的版本。这些方法学设计缺陷和报道信息的缺失降低了研究结果的可信度，导致证据治疗级别低。此外，不良反应报道较少，导致安全性评价不全面。

亚组分析特定的抑郁症，例如产后抑郁症和围绝经期抑郁症等，目前较少符合纳入标准，很难根据目前的证据得出确切的结论。对比单独使用心理治疗，中药或针刺联合心理治疗在改善抑郁症临床症状方面具有优势。然而，符合纳入标准的研究数量少，且样本量小，以致中药或针刺联合心理治疗的真实疗效尚不明确。

其他中医疗法的证据较少，只纳入了推拿、拔罐等。研究太极和气功的临床试验被排除，主要因为本项研究的纳入标准有年龄限制（18~65 岁抑郁症患者）。

临床中常用针药结合疗法，然而不同中药和穴位的组合使用，较难总结其治疗抑郁症的真实有效性。

解释本专著中的研究证据亟须重视上述研究的局限性。

七、临床指导意义

总结临床实践指南和教科书（第二章）为基于中医辨证分型选择恰当的中医方法治疗抑郁症提供了指导。抑郁症涉及一系列情绪症状，如情绪低落等。中医认为,抑郁症病位主要在肝,涉及心、脾、肾。肝气郁结证乃抑郁症重要的中医证型。

单独使用中药或针刺治疗,或联合抗抑郁药物治疗可以改善抑郁症的严重程度,目前其他中医疗法例如推拿、拔罐、太极和气功的证据较少。最常用于临床试验的、具有治疗抑郁症疗效的中药包括:柴胡、白芍、甘草、远志、石菖蒲等。最常用于临床试验的、具有治疗抑郁症疗效的针刺穴位包括百会、印堂、内关、太冲、三阴交等。

中药治疗抑郁症的研究结果显示 6 周及小于 6 周的疗程疗效最佳,其原因可能是中药起效快。这个结果不同于针灸的研究结果,RCTs 对比了针刺与抗抑郁药物,结果显示大于 6 周疗程的针刺治疗在减轻抑郁严重程度方面具有优势。综上论述,中药和针刺可在不同疗程阶段改善抑郁的疗效,基于此可以在抑郁症的全面治疗中设置中医治疗计划。

八、研究指导意义

已有许多中医临床试验针对中医治疗抑郁症的有效性和安全性进行了研究。值得注意的是,中药和针刺治疗抑郁症的证据显示这两种疗法具有临床获益,但是其他中医疗法的证据却不足,需要补充进一步的研究证据,以提高中医治疗抑郁症的临床管理。

除了临床试验中常用的中药,目前抑郁症相关中药药理研究较少,特别是针对茯苓、当归、郁金、白术、酸枣仁、香附、川芎、陈皮、栀子、合欢皮、党参等常用药物的研究比较少。进一步的中药药理研究能够提高对中药治疗抑郁症机制的认识,同时促进治疗抑郁症的新药开发研究。

九、临床试验设计指导意义

未来中医治疗抑郁症的临床试验研究设计亟须严格的方法学设计。应该在研究设计的初期明确提出随机序列生成的方法和随机分配隐藏的方法。针刺盲法操作很难实施,然而,本项研究中有 3 个临床试验使用了假电针、

假激光的干预措施，盲法实施成功。假针的设计在未来的研究中可以提高盲法实施的可能性，并降低研究风险偏倚性。进一步的 RCTs 应该首先发表临床试验研究方案并注册临床试验，这样有助于提高研究结果报告的质量和透明性。

抑郁症的病因、严重程度和病程，应该纳入试验研究设计的考虑中。如果所纳入受试者的情况相近，将提高研究结果的可比性和可靠性。本专著中的临床试验，评价抑郁症严重程度的结局评价指标工具很多，例如汉密尔顿抑郁量表（HAMD）、抑郁自评量表（SDS）、蒙哥马利 - 艾森贝格抑郁评定量表（MADRS）和爱丁堡产后抑郁量表（EPDS）等。但其他临床重要的结局评价指标却很少，例如复发率、生活质量、功能评价、自杀率等。如果有这些结局评价指标的数据分析，能更全面地评价中医治疗抑郁症的疗效。

所有纳入研究的临床试验设计的疗程为 1~12 周，几乎没有临床研究报告随访的数据。抑郁症可能是终身性疾病，因此随访的评价能提供中医治疗抑郁症长期效果的证据，并进一步提高对该证据的理解。

大多数的临床试验没有提及针对特定抑郁症中医辨证分型的中药或针刺治疗。未来，中医临床试验可以基于中医辨证制定相应的干预措施。这样能更好地验证中医治疗抑郁症的中医理论，有助于研究成果转化。

由于发表的临床试验提供的信息不全，本专著所纳入的大多数随机对照试验的研究风险偏倚评估为“不明确”。未来的临床试验研究应遵循临床随机对照试验的报告标准（CONSORT）及其针对中药、针灸和传统中医疗法的扩展版本要求。受试者信息、干预措施选择的原因、治疗组和对照组设置和结局评价指标的结果等信息的详细报告，将提供高临床证据质量，并有利于医生、研究者和患者之间的医学知识转化。

参 考 文 献

1. GARTLEHNER G, GAYNES B, AMICK H, et al. Nonpharmacological versus pharmacological treatments for adult patients with major depressive disorder [R]. Rockville, MD, USA: Agency for Healthcare Research and Quality, 2015.
2. KUPFER D J, FRANK E, PHILLIPS M L. Major depressive disorder: new clinical, neurobiological, and treatment perspectives [J]. The Lancet, 2012, 379 (9820): 1045-1055.

3. American Psychiatric Association. Practice guideline for the treatment of patients with major depressive disorder [J]. Am J Psychiatry, 2000, 157 (4 Suppl): 1-45.
4. ANDERSON I M, FERRIER I N, BALDWIN R C, et al. Evidence-based guidelines for treating depressive disorders with antidepressants: a revision of the 2000 British Association for psychopharmacology guidelines [J]. J Psychopharmacol, 2008, 22 (4): 343-396.
5. SCHULZ K F, ALTMAN D G, MOHER D, et al. CONSORT 2010 statement: updated guidelines for reporting parallel group randomised trials [J]. Trials, 2010, 11.
6. GAGNIER J J, BOON H, ROCHON P, et al. Reporting randomized, controlled trials of herbal interventions: an elaborated CONSORT statement [J]. Annals of Internal Medicine, 2006, 144 (5): 364-367.
7. BIAN Z, LIU B, MOHER D, et al. Consolidated standards of reporting trials (CONSORT) for traditional Chinese medicine: current situation and future development [J]. Front Med, 2011, 5 (2): 171-177.
8. MACPHERSON H, WHITE A, CUMMINGS M, et al. Standards for reporting interventions in controlled trials of acupuncture: The STRICTA recommendations. Standards for Reporting Interventions in Controlled Trails of Acupuncture [J]. Acupunct Med, 2002, 20 (1): 22-25.
9. MACPHERSON H, ALTMAN D G, HAMMERSCLAG R, et al. Revised Standards for Reporting Interventions in Clinical Trials of Acupuncture (STRICTA): extending the CONSORT statement [J]. J Evid Based Med, 2010, 3 (3): 140-155.

附录　本书常用术语

术语	缩略词	定义	参考文献
95% 可信区间	95%*CI*	估计统计分析主要结果的不确定性。对未知数进行估计，例如优势比以点估计值及其可信区间的形式比较试验干预效应与对照干预效应。这意味着如果在其他来自同一总体的样本中研究被重复多次，每次重复都计算一个 95% 可信区间，则 95% 的这些可信区间将包含真实效应。除了 95%，有时为 90% 或 99%。可信区间越窄越精确	http://handbook.cochrane.org/
穴位按压	—	给穴位施加压力	—
针刺	—	将针刺入人或动物体内，以此为治疗目的或方法	2007 年世界卫生组织西太平洋地区中医术语国际标准
联合补充医学数据库	AMED	—	https://www.ebscohost.com/academic/AMED-The-Allied-and-Complementary-Medicine-Database
澳大利亚-新西兰临床试验注册中心	ANZCTR	临床试验注册平台	http://www.anzctr.org.au/
中国知网	CNKI	中文文献数据库	www.cnki.net
中国生物医学文献数据库	CBM	—	https://www.sinomed.ac.cn/

续表

术语	缩略词	定义	参考文献
中国临床试验注册中心	ChiCTR	临床试验注册平台	http://www.chictr.org.cn/
中药	CHM	中药	—
中医	CM	—	—
维普中文期刊服务平台	CQVIP	中文文献数据库	http://www.cqvip.com/
ClinicalTrials.gov	—	临床文献数据库试验注册	https://clinicaltrials.gov/
Cochrane 对照试验中心注册库	CENTRAL	提供大量随机对照试验报告的文献数据库	http://community.cochrane.org/editorial-and-publishing-policy-resource/cochrane-central-register-controlled-trials-central
中医综合疗法	—	两种或多种中医疗法如中药、针灸或其他疗法的联合使用	—
护理与联合卫生文献累计索引	CINAHL	英文文献数据库	https://www.ebscohost.com/nursing/about
拔罐疗法	—	将真空罐吸附于病患处或者经穴处的体表，以治疗疾病的方法	2007 年世界卫生组织西太平洋地区中医术语国际标准
效应量	—	估计研究治疗效果的通用术语	http://handbook.cochrane.org/
有效率	ER	衡量受试者改善程度的数值，通常在临床证据的概述部分列出	—
电针	—	在刺入体内的针上加电，给予间断的刺激	2007 年世界卫生组织西太平洋地区中医术语国际标准

续表

术语	缩略词	定义	参考文献
荷兰《医学文摘》	Embase	英文文献数据库	http://www.elsevier.com/solutions/embase
Fugl-Meyer 量表	FMA	一种用于评估中风后偏瘫患者的运动、平衡、感觉、关节功能的特异性损伤指标	—
证据推荐分级的评价、制定与评估	GRADE	评价证据质量等级和推荐强度的方法	http://www.gradeworking-group.org/
异质性	—	①一般用以描述研究的受试者、干预措施和结局指标变异的多样性或研究间任何种类的变异。②特别用于描述不同研究所评估的干预效应的多样性。也用于表明研究间的差异仅由随机误差所致	http://handbook.cochrane.org/
I^2	—	一种衡量研究异质性的方法，在 Meta 分析中以方差百分比表示	http://handbook.cochrane.org/
中西医结合疗法	—	中医药联合西药或者其他常规疗法治疗疾病	—
均数差	*MD*	Meta 分析中，在每组均数、标准差和样本量已知的情况下，用来合并连续性数据测量结果的一种方法。根据效果估计的精确度决定赋予每个研究均差的权重(例如每一个研究对 Meta 分析的总体结果带来多少影响)。在统计软件 Revman 和 Cochrane 系统评价数据库中，权重等于方差的倒数。此方法假定所有临床试验的结果用的是同样的标尺	http://handbook.cochrane.org/

续表

术语	缩略词	定义	参考文献
Meta 分析	—	在一个系统评价中,应用统计学方法对所有相关研究进行整合。有时被误用为系统评价的同义词。系统评价通常包括 Meta 分析	—
艾灸	—	用点燃的艾绒物熏烤人体的穴位或一定部位,通过调节经络和脏腑功能来治疗疾病的一种方法	2007 年世界卫生组织西太平洋地区中医术语国际标准
无对照研究	NCS	对个体接受干预措施前后的观察,无对照组	http://handbook.cochrane.org/
非随机对照试验	CCT	用非随机的方法将受试者分配到不同干预组的试验研究	http://handbook.cochrane.org/
其他中医疗法	—	其他中医疗法包括除中药和针灸疗法外的所有中医传统疗法,如太极、气功、推拿和拔罐等	—
PubMed	—	英文文献数据库	http://www.ncbi.nlm.nih.gov/pubmed
随机对照试验	RCT	—	—
偏倚风险	—	因为研究的设计和报告存在偏倚,在评价时对临床试验结果的评价高于或低于真实值	http://handbook.cochrane.org/
相对危险度	*RR*	两组之间的相对危险度。在干预性研究中,它是试验组某事件的发生率与对照组某事件的发生率之比。当 $RR=1$ 时,表示两组之间的发生率相同。当 $RR<1$ 时表示干预措施可以减少某事件的发生率	http://handbook.cochrane.org/

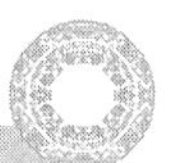

续表

术语	缩略词	定义	参考文献
标准化均数差	*SMD*	在Meta分析中,用来合并连续性数据测量结果的一种方法。测量的是同样的结局指标,但是测量的方法不同(如采用不同的量表)。研究结果被标准化为一个统一的尺度并且允许将数据合并	http://handbook.cochrane.org/
结果总结	SoF	呈现GRADE证据质量评价结果的方式	http://www.gradeworking-group.org/
推拿	—	擦、揉捏或拍打软组织和用手揉捏身体关节部位。通常是一对一地进行,可缓解紧张和减轻疼痛	2007年世界卫生组织西太平洋地区中医术语国际标准
万方数据库	Wanfang	中文文献数据库	www.wanfangdata.com
世界卫生组织	WHO	是联合国下属的一个专门机构,指导和协调国际卫生工作。它负责领导全球卫生事务、拟定健康研究议程、制定规范和标准,阐明以证据为基础的政策方案,向各国提供技术支持,以及监测和评估卫生趋势	http://www.who.int/about/en/
中华医典	ZHYD	《中华医典》(中医百科全书)是一套光盘版大型中医电子丛书,包含了大量的中医古籍,由湖南电子音像出版社发行。它是迄今为止最大的中医电子图书集,包括中国历代主要中医著作,其中不乏罕见抄本和孤本。这些书籍涵盖了中华人民共和国成立前的历代主要中医著作	裘沛然.中华医典[EB/M].5版.长沙:湖南电子音像出版社,2000.

续表

术语	缩略词	定义	参考文献
中医方剂大辞典	ZYFJDCD	《中医方剂大辞典》是一部方剂学大型工具书,通过对历代中医药著作中的方剂进行整理、研究、编纂而成,共收录了96 592首方剂。由人民卫生出版社于1993年首次发行	彭怀仁.中医方剂大辞典[M].北京:人民卫生出版社,1993.

32